EL SOL, EL OLOR, EL SEXO y USTED...

Dedicatoria:

A la salud de todos...

Ed y Edward Prida

Introducción

Cuando practicaba Equitación, encontré una revista de Medicina Veterinaria del último Regimiento de Caballería del Ejército de los Estados Unidos, de Fort Worth, Texas.

Su contenido estaba dirigido a como los caballos estabulados en invierno padecían de enfermedades infecciosas y al llegar la primavera, al exponerse a la luz solar, miraban al Sol, además el autor escribió un recuento de cómo otras especies como los reptiles, aves y todos los mamíferos tenían semejante conducta.

Años después, como investigador científico llego a mi, una investigación del primer microscopio electrónico de la Nikkon de un millón de veces el aumento de la imagen y descubrieron que la mucosa que envuelve al ojo tenía una serie de funciones inmunológicas y de control de la temperatura corporal en función de la energía solar, para defendernos de los virus y alérgenos hasta aquel momento desconocidos.

Investigue y encontré que este vínculo fisiológico podría servir como un paliativo o reforzar el rechazo al asma, como así fue cuando se puso en ejecución el Plan de Anti Asmático de Tarara. Años después cumpliendo prisión y expuesto a un régimen de tortura severo fui privado por ano y medio a la exposición de los rayos solares, lo cual me provoco neumonía, tuberculosis y perdida de la visión y gran parte de la epidermis de mi cuerpo. La primera exposición fue gracias a un soldado que clandestinamente, bajo su riesgo me saco de la caja y de la celda por unos minutos y el efecto del Sol, me hizo perder el conocimiento, al reanimarme sentía los rayos como penetraban en mi débil cuerpo a la vez que el sudor sobre la piel sin epidermis me provocaba un terrible escozor.

Esta experiencia me hizo retomar mis experiencia e investigaciones sobre los efectos del Sol que produce las hormonas, nosotros las absorbemos por el olfato de la pareja y se convierten en aporte al balance energético del cuerpo de todos los miembros de la bio esfera del planeta.

CONTENIDO

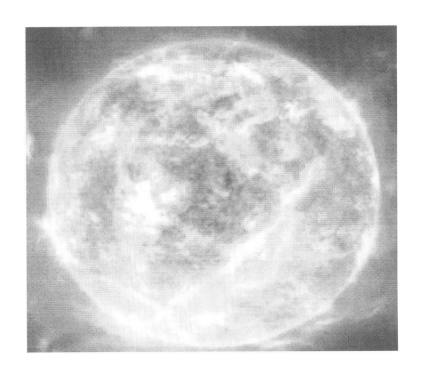

Capitulo UNO

El SOL y Usted....

Soporte Científico...

Los conocimientos de Psicología, de Neurofisiología desde la Histología, Anatomía Funcional y sus Patologías, nos aportan el conocer sobre los Tele Receptores entre ellos la visión y la retina y sus funciones, entre ellas regula el ciclo sueno-vigilia, la visión nocturna, la capacidad de discriminar colores, la interpretación de las temperaturas, etc. Pero que existe además unas sustancias que absorbían la energía de la luz para hacer trabajar el sistema nervioso y esto era todo un misterio como todo lo que se relaciona con la glándula pineal, considerada el "tercer ojo", otros dicen que hay un cuarto ojo....?

Pero un poco fuera del ojo, en la mucosa que lo ajusta al hueco del cráneo, llamada membrana o tejido conjuntivo, se descubrió que también funciona como una red de defensa inmunológica que ha evolucionado con las especies, pero sigue jugando un papel muy importante, alguien (Nikon, 1984) fue capaz de hacer fotografías con un millón de veces de aumento y pudieron fotografiar esa mucosa que actúa como una red capaz de trozar los virus para que no puedan penetrar en nuestro organismo y a su vez esta red defensiva se supo que recibía órdenes de contraerse o expandirse por las diferentes temperaturas del ambiente exterior al cuerpo humano, la estructura anatómica responsable de estas acciones es el hipotálamo y tálamo óptico, entre ambos controlan la temperatura del cuerpo.

Pero nuestra forma de vivir con los adelantos técnicos que disponemos, cada día utilizamos menos la regulación de la temperatura corporal, pues la civilización nos facilita las "comodidades", hoy disponemos de todo un arsenal de equipos para mantener nuestro cuerpo en una temperatura aceptable. Entonces, la temperatura de nuestro cuerpo esta en un rango muy pequeño entre frio y calor, lo cual no deja al hipotálamo reaccionar con todas sus fuerzas, poner a plenitud sus funciones, entonces comienza a trabajar una Ley que dice "órgano que no trabaja cada vez es menos eficiente".

Por otra parte, el cuerpo humano tiene unos terminales nerviosos para transmitirnos las características del ambiente exterior. Cuando niño nos dicen que son cinco, el tacto, el gusto, la vista, el oído, y el olfato, en la realidad es que estos sentidos alcanzan el numero de 125 tipos de sensores diferentes.

Uno de ellos, muy importante y es el sensor de la temperatura exterior del cuerpo, está situado en la planta del pie, por la lógica razón que hace el contacto físico con la atmosfera, pero además lo tenemos por lo general tapado con medias y calzado, además no lo atendemos como se debe y tampoco le facilitamos otra de sus funciones, que es la expulsión de la humedad extra que tenemos dentro de los pulmones y que se hace evaporar por esta zona del cuerpo. Para que esto fluya normalmente es necesario mantener la piel de la planta del pie limpia, suave e hidratada.

Esta suele ser la razón por la cual, muchas veces una simple aplicación de crema en la planta del pie nos libera de una sensación de ansiedad que no deja dormir…

Este control de la temperatura del cuerpo que tiene su centro en el tálamo e hipotálamo muy profundo en el cerebro, nos defiende físicamente cuando aumentan o disminuyen las temperaturas en nuestro entorno, realmente pocas veces le prestamos atención a su función, porque cuando hay frio nos tapamos y cuando hay calor buscamos la forma de no sufrirlo y hace que este órgano no reacciones con la fuerza y velocidad que debiera y con el tiempo sin usarse cada vez su respuesta es mas perezosa y más débil.

Es muy importante que esta defensa física del cuerpo pueda reaccionar en la forma que debe hacerlo y a la velocidad e intensidad que necesita el cuerpo para defenderse.

Relación de la Energía Solar y el Sistema Nervioso

Si tenemos una idea panorámica del vínculo entre el sistema nervioso y el sistema endocrino u hormonal, podríamos comprender mejor, porque el Sol es el verdadero origen de estos fenómenos, ya que el nos aporta la energía para que todo el sistema trabaje a toda capacidad, es como si un motor no le llega el combustible en la cantidad que lo necesita o a nuestra casa, no llega la potencia eléctrica necesaria, las luces, el refrigerador, y todo trabajara a media marcha…esto mismo le estamos haciendo a nuestro organismo cuando no le proporcionamos la cantidad de energía solar que precisa para trabajar.

La luz llega a través de nuestros ojos, pero también a todo nuestro cuerpo, es por eso, que es diferente coger rayos de sol cuando estamos vestidos que en la playa. Estos rayos penetran por nuestros ojos y recargan la retina que se encarga de regular nuestra conducta de sueño y vigilia, de acuerdo a la Luz y la ausencia de esta. De esto se encarga la melatonina, la hormona del sueño. Desde que penetra la luz en el ojo, provoca cambios bioquímicos y físicos y mientras viaja por los nervios ópticos, los mas gruesos del cuerpo, el quiasma que casi tiene mas de media pulgada de grueso termina en el tálamo óptico y termina proporcionando energía a todo el sistema nervioso y este envia telegramas a los correos que son los puntos donde se producen las hormonas, que aceleran o frenan el organismo en diferentes tipos de funciones.

El hipotálamo mantiene la homeostasis o equilibrio de todo el cuerpo. Esta estructura desempeña una multitud de funciones esenciales para un balance integral del organismo. Entre otras, la sed, el hambre, la temperatura del organismo, acción o reposo, sueno y vigilia, etc. El hipotálamo recibe, procesa y envía impulsos nerviosos a casi todo el sistema nervioso, en especial al sistema nervioso autónomo.

Funciones endocrinas

El hipotálamo comunica el sistema nervioso y el sistema endocrino. Su función endocrina fundamental es el control de la glándula pituitaria, es el comando central de las hormonas de todo el organismo. Su línea de acción es desde el hipotálamo a la hipófisis y esto es una integración del sistema nervioso y las hormonas. Éstas estimulan o inhiben la secreción de hormonas de la glándula pituitaria, que controlarán a su vez la liberación de hormonas de otras glándulas del cuerpo. El hipotálamo posee neuronas que liberan y captan noradrenalina, serotonina y dopamina, permitiendo la regulación de los niveles hormonales.

Las <u>hormonas del hipotálamo</u>:

– Hormona liberadora de corticotropina. Como su nombre indica, promueve la liberación de corticotropina. De esta forma, envía señales a la glándula pituitaria para que estimule a las glándulas suprarrenales. Éstas últimas liberan corticosteroides (cortisol), una sustancia importante para el metabolismo y el sistema inmunológico.

Cuando los niveles de Cortisol disminuyen aparece el cansancio, debilidad, hipoglucemia, no deseo sexual y disminución del vello corporal.

– <u>Hormona antidiurética</u>, también llamada arginina vasopresina. Controla la cantidad de fluidos, glucosa y sales en la sangre. Además de producir una mayor concentración en la orina, así como una disminución de su cantidad.

– Hormona liberadora de gonadotropina. Es esencial para la reproducción sexual. Esta hormona estimula a la hipófisis (pituitaria) para liberar dos hormonas esenciales para un correcto funcionamiento de los ovarios o testículos. Éstas son la hormona folículo estimulante (FSH) y la hormona luteinizante (LH).

– Hormona liberadora de la hormona del crecimiento (somatocrinina). Segrega hormona del crecimiento, que sirve para mantener un tamaño y composición corporal adecuados en los niños. En los adultos, es útil para mantener los huesos sanos y una masa muscular propicia. También parece influir en la distribución de la grasa.

El hipotálamo también libera una hormona que ejerce el efecto contrario, la hormona inhibidora de la hormona del crecimiento (somatostatina).

– Oxitocina: es una hormona que posee gran variedad de funciones. Principalmente se vincula con la reproducción sexual, el orgasmo, el parto, y la producción de leche de las glándulas mamarias.

– Hormona liberadora de prolactina. Esencialmente esta hormona es útil para la producción de leche materna.

– Hormona estimulantes de las hormonas tiroideas. Éstas regulan los niveles de energía, el desarrollo y el metabolismo.

El hipotálamo recibe señales del organismo que le indican que debe "dar órdenes" para aumentar o inhibir la producción de ciertas hormonas cuando es necesario.

Funciones vitales básicas

Por otra parte, también ayuda a estimular o a inhibir procesos fundamentales como: frecuencia cardíaca, presión arterial, o la temperatura corporal. También regula los niveles de electrolitos y fluidos, la sed, el apetito, y el peso.

Funcionamiento del sistema gastrointestinal

El hipotálamo también regula las secreciones glandulares del estómago e intestinos.

Ritmos biológicos

Control del ritmo circadiano, también conocido como los <u>ritmos biológicos</u>. Es un sistema que regula nuestros periodos de sueño, actividad o hambre. Por ejemplo, gracias a los ritmos biológicos cada día tendemos a tener sueño a la misma hora.

Conductas de reproducción, y crianza

Algunas zonas del hipotálamo parecen influir en el apetito sexual, el reconocimiento, la protección y alimentación de las crías.

Aprendizaje y memoria

El hipotálamo está implicado en circuitos cerebrales que permiten la recuperación de información almacenada en nuestra <u>memoria</u>, principalmente su área mamilar. También parece participar en el aprendizaje de asociaciones sencillas.

Emociones

Vinculadas a las reacciones de supervivencia como huir o combatir controladas por el hipotálamo que se traducen con la cultura por la tristeza, el asombro, la ira, el cariño o la satisfacción sexual.

<u>Enfermedades</u>

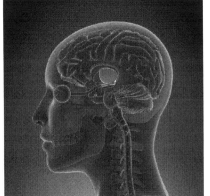

Una lesión física en la cabeza que afecte al hipotálamo es una de las causas más comunes de la enfermedad hipotalámica. Aunque también perjudican su funcionamiento la malnutrición, inflamación (<u>meningitis</u> o encefalitis), neoplasias, <u>accidentes cerebrovasculares</u>, o infecciones.

Los tumores hipotalámicos no son frecuentes. En el caso en el que aparecieran, pueden provocar una hiperactivación o hipoactivación de la pituitaria. Por otro lado, es posible que el hipotálamo se vea dañado por radioterapia o intervenciones quirúrgicas realizadas anteriormente a los síntomas. Los trastornos del sueño y del apetito son las manifestaciones más frecuentes, ya que el hipotálamo regula estas funciones.

A veces puede ser complicado saber si ciertos síntomas se deben a una lesión en el hipotálamo, ya que puede confundirse con lesiones en glándula pituitaria (por ejemplo). Ya que ambas están conectadas y trabajan juntas para modular distintas funciones.

Cuando se daña el circuito hipotálamo-pituitaria, estos casos se conocen como trastornos hipotálamo-hipofisiarios.

Un ejemplo de esto es el hipopituitarismo, cuando el hipotálamo no funciona correctamente, inhibiendo las secreciones hormonales de la glándula hipófisis. Así, afectan a las funciones vitales básicas del organismo y al crecimiento. Tales ejemplos serían el gigantismo, enanismo, ausencia de menstruación o ciclos irregulares en las mujeres, disfunciones sexuales, etc.

– Las lesiones en el hipotálamo influyen en el ciclo de sueño y vigilia. Esto es por las conexiones existentes entre la retina ocular y el núcleo supraquiasmático, que regulan los ritmos circadianos. Al incidir en el estado de alerta, puede ser que un daño en el hipotálamo produzca somnolencia y cansancio continuo.

– Pérdida de la visión.

– Pubertad precoz, o bien, retraso en el desarrollo.

– <u>Macrocefalia</u>, es decir, aumento exagerado del tamaño de la cabeza.

– Debido a que el hipotálamo secreta vasopresina (hormona antidiurética), cuando se produce un daño en éste, es de esperar que se bloquee la producción de vasopresina. Esto conlleva a la incapacidad de los riñones para conservar el líquido

– Problemas de memoria y de expresión emocional, sobre todo si se dañan los cuerpos mamilares del hipotálamo. Esto se debe a que el hipotálamo forma el circuito de Papez que conecta la memoria con las emociones.

– Hipertermia, producida por una lesión en el núcleo anterior del hipotálamo. Ya que éste está implicado en la termorregulación por la estimulación del sistema nervioso parasimpático.

– La malnutrición o condiciones de inanición extrema como la anorexia nervosa, pueden conducir a la destrucción de la parte lateral de la región tuberal del hipotálamo. Esta zona es la que se encarga de regular el apetito y la alimentación. El hipotálamo regula el apetito y el metabolismo, controlando el aumento o disminución del peso corporal.

– <u>Referencias</u>

1. Fiore, K. (15 de mayo de 2014). 'Thyroid' Issues May Really Be Hypothalamic. Obtenido de Medpage Today: medpagetoday.com.
2. Hypothalamus. (s.f.). Recuperado el 27 de enero de 2017, de Kenhub: kenhub.com.
3. Hypothalamus. (s.f.). Recuperado el 27 de enero de 2017, de The Brain Made Simple: brainmadesimple.com.
4. Hypothalamus. (2 de marzo de 2015). Obtenido de Healthline: healthline.com.
5. Mandal, A. (28 de octubre de 2012). What is the Hypothalamus? Obtenido de News Medical: news-medical.net.
6. Sargis, R. (4 de abril de 2015). An Overview of the Hypothalamus. Obtenido de Endocrine web: endocrineweb.com.
7. Utiger, R. (20 de marzo de 2015). Hypothalamus. Obtenido de Encyclopedia Britannica: global.britannica.com.
8. What is Hypothalamus, Parts of Hypothalamus with Pictures. (s.f.). Recuperado el 27 de enero de 2017, de Human Brain Facts: humanbrainfacts.org.

Capitulo 2

El SOL y nuestro cuerpo

La respuesta tiene una que esta alrededor del ojo y de
acuerdo a la temperatura del cuerpo se contrae o se dilata
para romper las moléculas complejas o virus que contactan con
el ojo y los líquidos de los ojos la arrastran hasta caer en
sus redes, que las rompen y no la dejan que penetren al
organismo para crear reacciones que conocemos como
enfermedades virales o en otras casos reacciones alérgicas.

Cuando los rayos del Sol contactan con esta mucosa conjuntiva

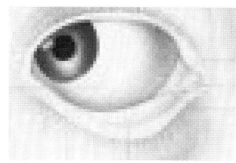
crea reacciones que activan su
función, por ejemplo, como cuando
estamos en medio de reacciones
alérgicas o congestiones provocadas
por estados gripales, haciendo
desaparecer rápidamente los síntomas
provocando en ocasiones estornudos que
hacen expulsar el exceso de liquido de
los tejidos comprometidos con la congestión.

Hace mas de 25 años los laboratorios de la Nikkon, exploraban
un microscopio electrónico de un millón de veces el aumento
de una imagen, encontraron que esta mucosa es capaz de romper
los virus del ambiente que contactan con los ojos, la mucosa
los atrapa en su red y los destruye, también se supo que esta
mucosa está en coordinación con el hipotálamo, quine controla
nuestra temperatura corporal. Esta respuesta, coordinada del
ojo y la temperatura del cuerpo se contrae o se dilata para
romper las moléculas complejas o virus que contactan con el
ojo y los líquidos de los ojos la arrastran hasta caer en sus

redes, que las rompen y no la dejan que penetren al organismo para crear reacciones que conocemos como enfermedades virales o en otros casos reacciones alérgicas

Lo mismo nos sucede si nos permitimos que los rayos del sol de manera directa choquen con nuestros tejidos de la garganta, los cuales tenemos siempre en obscuridad y muy húmedos. Cuando el sol los contacta está aniquilando con su luz las bacterias por millones de manera rápida y económica, además de manera muy directa sin complejos mecanismos inmunológicos que se desencadenan a través de los medicamentos antibióticos que alteran de una manera u otra nuestro sistema inmunológico haciéndolo cada vez mas vulnerable y limitado.

El Sol no es ajeno a los procesos biológicos del Planeta, su interrelación es crucial con las plantas, el mar, la tierra y el aire son determinantes, y con el ser humano no es una excepción.

Utilicemos la energía solar para energizar nuestro sistema nervioso que como sabemos es el responsable máximo de todo nuestro cuerpo.

Volvemos a la Retina donde se captura la Energía Solar y los Compuestos fotosensibles

Los compuestos fotosensibles en los mamíferos se componen de una proteína llamada Rodopsina es de los bastones de la retina y retineno-1 es un aldehído de la Vitamina A

1. Estos pigmentos fotosensible de los bastones, captan la energía lumínica con una sensibilidad máxima en los 505 nm de longitud de onda, esta luz incidente hace que la rodopsina cambie su conformación estructural, produciendo una cascada de reacciones que amplifican la señal, y crean un potencial de acción (energía nerviosa en forma parecida a la corriente eléctrica) que se desplazará a través de las fibras nerviosas, y que el cerebro utilizara como fuente energética, que hasta este momento ha sido muy pobre y se le puede

incrementar de manera solo con un poco de luz solar directa(energía).

Es muy importante llamar la atención al párrafo anterior, este mecanismo es quizás el que los científicos en especial los físicos y químicos trataron de imitar para convertir la energía solar o luminosa en energía eléctrica en los equipos que utilizamos en nuestra vida diaria, teléfonos en los desiertos, en los satélites de comunicaciones, en las pequeñas calculadoras de bolsillo, etc.

Ahora sabiendo y convencidos de que las hormonas que tenemos en los ojos son sensibles a la luz y que su contacto con la luz nos produce energía nerviosa, podemos estar bien seguros de que la energía solar nos aportara una fuente de energía que no hemos utilizado lo suficiente y de ahora en lo adelante la podemos utilizar con un gran éxito para nuestra salud y nuestro intelecto.

Quiasma óptico

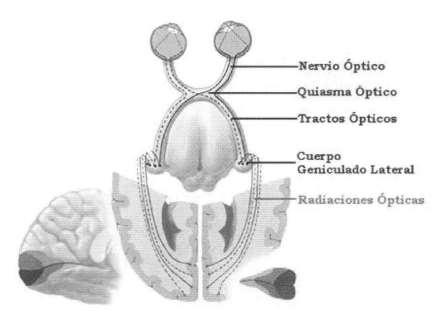

Nervio Óptico

Quiasma Óptico

Tractos Ópticos

Cuerpo Geniculado Lateral

Radiaciones Ópticas

El quiasma óptico se encuentra junto a la unión del piso y pared anterior del tercer ventrículo. Sus ángulos anterolaterales se continúan con los nervios ópticos, mientras los posterolaterales se continúan con los tractos ópticos.

El quiasma óptico representa el punto donde las fibras de la hemirretina nasal de cada ojo (incluyendo las fibras de la hemimácula nasal) cruzan la línea media para continuar su recorrido por el tracto óptico contralateral. La glándula pineal o epífisis es una glándula de secreción interna que forma parte del hipotálamo. Es una pequeña formación ovoidea, aplanada, que descansa sobre la lámina cuadragésima, en el tercer ventrículo cerebral. Es la glándula que segrega la hormona melatonina, que es producida a partir de la serotonina. La epífisis, sensible a la luz, está relacionada con la regulación de los ciclos de vigilia y sueño. Mide unos 5 mm de diámetro.

Sus células se llaman pinealocitos y se subdividen en fotorreceptores y excretores. Los foto receptores se encuentran en peces, anfibios y reptiles (particularmente desarrolladas en el ojo pineal de las tuataras). En las aves encuentran menos desarrollados y se habla de foto receptores modificados. En mamíferos no existen los fotorreceptores, si bien la glándula está estrechamente relacionada con la función foto sensorial.

Así pues, se puede considerar que la pineal es parte de las vías visuales y así convierte la información lumínica en secreción hormonal. Productora de melatonina para el sueño.

Cuando no hay luz, la glándula pineal produce melatonina, parte de la serotonina. Está relacionada con la regulación de los ciclos de la vigilia y el sueno conocidos como el ciclo circadiano, quien nos impone efectos negativos cuando nos trasladamos de posición longitudinal y el cambio de horario no se sincronioza con el reloj biologico, que es sumamente preciso *(jet lag)*. Se ha comprobado que la regularidad del sueno que trae la melatonina es un antioxidante que nos defiende de cáncer en el timo.

Existen otros estudios que afirman la importancia de la luz solar en la actividad de la glándula pineal y la relación con el resto del sistema nervioso: Veremos que nos dice Hira Ratan Manek, otra autoridad mundial en este tipo de conocimiento, un ingeniero mecánico nacido en la India y que ha vivido sin comer y mantiene una salud envidiable y un nivel de funcionamiento psicológico excelente:

Este hallazgo provoco cierta conmoción en la comunidad científica de EU, pues los científicos hindúes en la Universidad de Ahmadabad aceptaron después de verificar que el ingeniero Hiran Ratan Manek estuvo años sin ingerir alimentos y solo agua y gozaba de perfecta salud, tomando la energía solar a través de la retina y el señor Manek fue invitado a Thomas Jefferson University y la Universidad de Pennsylvania en Filadelfia, donde fue sometido a un período de observación de 130 días. Este equipo de ciencia médica quiso observar y examinar su retina, glándula pineal y el cerebro, por lo tanto, este equipo de observación fue dirigido por el Dr. Andrew B. Newberg, una autoridad en el cerebro y en la reciente película "Y tú qué nos sabes", y por el Dr. George C. Brenard, la principal autoridad científica en la glándula pineal y su relación con la luz solar. Ellos encontraron resultados medibles con la regeneración de las células de la masa gris del cerebro del Señor Manek se han hecho unas 700 fotografías donde se encontraron neuronas activas. Además, su glándula pineal creció y no tuvo la reducción que normalmente sucede después de mediados de los años cincuenta y su tamaño promedio es de 6 x 6 mm, sin embargo para el señor Manek se ha calculado en 8 x 11 mm.   Ha habido muchos otros "sungazers" que han obtenido resultados similares.

El Dr.Brenard ha acumulado muchos años de estudio científico a la relación de la iluminación solar sobre el cuerpo y el psiquismo, ha trabajado en varios centros de la NASA e importantes universidades siempre en relación con este tema y sus conclusiones científicas están en función de la importancia de la luz solar su traducción en la salud y las capacidades intelectuales.

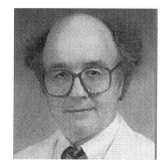 George C. Brainard, PhD es una autoridad mundial en la funciones de la glándula pineal y su relación con la luz solar. Brainard ha dirigido desde 1984 el Programa de Investigaciones sobre la Luz Solar de la Universidad Jefferson. Este programa de investigaciones estudia los efectos de la luz sobre el sistema endocrino y la regulación circadiana. El utiliza las técnicas de fotobiologia, radioinmuno ensayo, así como la actividad humana sometida a fuentes de luz visible y no visible que provocan cambios endocrinos y en la conducta humana. Actualmente estudia la elucidación de la accion espectral de la regulación de la melatonina cuando cambia el nivel de iluminación, la influencia de la luz sobre tumores en progreso y tratamientos de luz contra la depresión invernal.

Referencia:

http://www.jefferson.edu/Neurology/faculty_profile.cfm?key=gxb116

De un articulo inserto estos interesantes comentarios:

http://elmonasterio.org/escritos/2005/10/25/el-tercer-ojo-y-la-glandula-pineal

En el siglo cuarto, Posidonius de Byzantium (Poseidonio de Bizancio al final del Siglo IV AJC, teorizó que la imaginación se debe a la parte del cerebro, localizada en el ventrículo del medio. Muchas más personas teorizaron al respecto, pero fue René Descartes (1596-1650), famoso filósofo y matemático, quien en su libro "Treatise of man", no describió al hombre, sino una especie conceptual del hombre, una criatura creada por Dios, que consistía de dos ingredientes, un cuerpo y un alma. En su teoría, la glándula pineal formaba parte importante ya que envolvía las sensaciones, imaginación, memoria y la causa de movimientos corporales. Además, aun cuando sus teorías sobre el cuerpo diferían de lo que los médicos contemporáneos escribían, Descartes expresó que el rol de la glándula pineal, en adición de lo ya mencionado, era el de albergar, espíritus de animales que brindaban poder a una persona y llegaban allí a través de las arterias (cosa que se probó no era totalmente cierto pues la glándula esta cubierta de venas y no arterias). Descartes explicaba la percepción de la siguiente manera:

"los nervios son tubos huecos, llenos de espíritus de animales. Además, contienen pequeñas fibras que llegan de un lado a otro. Estas fibras conectan los órganos

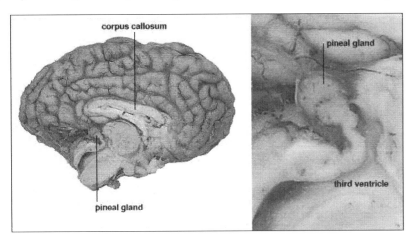

*sensoriales con pequeñas válvulas en las paredes del ventrículo del cerebro. Cuando estos órganos son estimulados, partes de ellos son puestos en movimiento. Estas partes entonces jalan de las fibras, que resulta en el que se abran las válvulas, algunos espíritus de animales en los ventrículos cerebrales escapan, y una imagen de baja presión del estímulo sensorial aparece en la superficie de la glándula pineal. Es esta imagen, que entonces causa percepción sensorial de blanco, cosquillas, dolor, etc. Pero no se imprime en los órganos sensoriales externos, ni en la superficie interna del cerebro, cuales se deben tomar como ideas reales, de aquellas que se pueden trazar como espíritus en la superficie de la glándula H (donde se encuentra la imaginación y el sentido común).*De ahí podemos ir al día de hoy, donde se conoce que la glándula pineal tiene cuatro funciones principales empezando por causar sensación de sueño, convertir señales del sistema nervioso en señales endocrinas, regular las funciones endocrinas y secretar la hormona melatonina, hormona que ayuda a regular el proceso de pubertad y ayuda a proteger al cuerpo de daño a células causado por libres radicales. Al parecer tiene un par de tareas más que en la antigüedad ni se imaginaban aun.

Después de leer todo esto y ver como las experiencias opuestas como la exposición al sol y la ausencia de este habían hecho impacto en mi cuerpo, asi como había probado con el sol como hizo desaparecer con cambios de hábitos enfermedades limitantes y peligrosas como el asma, este "ajiaco cognitivo" también había que sumarle las investigaciones mas avanzadas sobre las funciones de la glándula pineal y además como la Antropología Estructural explicaba la incidencia del Sol en muchas mitos, costumbres y religiones de diferentes culturas en todos los continentes, todo se mezclaba para explicarnos la importancia del Sol y esta glándula tan pequeña como un grano de frijol.

La mención de los "animales de poder" por Renato Descartes y como fluyen por el cuerpo, dicho por un filósofo y matemático importante de nuestra historia, el hablaba de un tercer ojo capaz de ver mas allá de lo que vemos, quizás próximas generaciones de científicos nos faciliten vivir en un ambiente de clarividencias. Son pocos los casos y muchos los incrédulos porque no ven el futuro. Entonces la pregunta que me hizo continuar investigando fue preguntarme "¿Por qué la mayoría de la gente no puede ver? Aunque no encontré una respuesta clara y la cual pueda respaldar 100%, si tengo una teoría algo interesante.

Luego de verificar algunos sitios de medicina y estudios de genética, me tope con algo de lo cual la industria farmacéutica, ni los médicos hablan mucho. Quizás porque para ellos no tiene mucha importancia, quizás porque no quieren que se sepa. En 1990 se comenzaron a conocer estudios muy importantes que habían comenzado 20 o 30 años antes por la NASA y muchas universidades utilizando las herramientas de exploración del cerebro mas avanzadas y comenzó una nueva senda del conocimiento sobre la glándula pineal, entonces la Dra. Jennifer Luke, de la Universidad de Su Majestad en Inglaterra, llegó al meticuloso descubrimiento de que la glándula pineal es el blanco principal de la acumulación corporal de fluoruro.

El tejido suave de una glándula adulta, contiene más fluoruro que cualquier otro tejido en el cuerpo, a un nivel de cerca de 300ppm, con la capacidad de inhabilitar enzimas. La glándula también contiene tejido duro (cristales de hyroxyapatite) y este tejido acumula más fluoruro aun, con un máximo de casi 21,000ppm más aun que los dientes o los huesos.

Luego de este descubrimiento, Dr. Luke se dedicó a experimentar en animales para determinar si la acumulación del fluoruro podía impactar el funcionamiento de la glándula, principalmente de la regulación de melatonina. El resultado fue que los animales tratados con fluoruro reflejaban niveles reducidos de melatonina en la orina. Esto acompañado de una más rápida pubertad, acelerando el proceso de crecimiento en el animal.

Como se sabe la glándula pineal ha sido objeto de estudios por muchos siglos, pero al menos hoy científicamente se le atribuyen cuatro funciones principales:

Sensación de sueño, producido por el ciclo luz-obscuridad

Convertir señales del sistema nervioso en señales endocrinas (codifica estas señales en conductas)

Las funciones endocrinas de proteger al cuerpo de daño a células causado por los radicales libres o tóxicos que van circulando en nuestra sangre.

Controla el desarrollo corporal

¿Cuál, entonces, es su función en el cerebro humano?

La tarea de explorar el papel jugado por la melatonina, y su precursor, la serotonina, fue emprendida por un bioquímico, Julius Axelrod. Él encontró que la melatonina suprimía la sexualidad fisiológica en los mamíferos. Si se estimularan animales de prueba para fabricar cantidades excesivas de melatonina, sus gónadas y ovarios tenderían a reducirse en tamaño, encogerse, atrofiarse. Los niveles de *estrógeno* o *ciclo de fertilidad* en las hembras podrían igualmente alterarse experimentalmente por las dosis de melatonina.

Esto se traduce en que ingerir la melatonina para dormir nos introduce en el problema de la impotencia sexual.

Ahora dos funciones de lo más curiosas han sido atribuidas a la glándula pineal, el tercer ojo de la mente:

Se ha establecido ahora que este órgano producía un químico que estaba, indirectamente por lo menos, asociado con estados psicodélicos

También produjo un químico que suprimía la sexualidad funcional

La literatura de misticismo religioso en todas las edades y todas las sociedades ha visualizado la pasión mística de éxtasis como ser, de algún modo, antagónica, o en competencia con la pasión carnal.

Axelrod y sus colaboradores también descubrieron otro hecho increíble: la glándula pineal produce su químico según un golpe regular oscilante, la base de este golpe es el llamado ritmo circadiano. Ellos encontraron que la pineal respondió de alguna manera a condiciones de luz, que alterando las condiciones de luz ellos podían extender, contraer o aun estabilizar los ritmos de producción química de la glándula pineal.

El hecho que la glándula pineal responda a la luz, aun cuando esta contestación es indirecta, por medio del sistema nervioso central, tiene algunas aplicaciones conceptuales fascinantes y de largo alcance. Hay muchos cambios conductuales que se apoderan de los animales al cambiar las estaciones, y que pueden ser producidas fuera de estación, en el laboratorio, simulando el arco de luz de día artificial apropiado.

¿Tales cambios estacionales en humor y conducta persisten en los humanos?
 Los grandes días sagrados de todas las creencias tienden a agruparse alrededor de los tiempos de los solsticios y equinoccios. ¿Es posible que la glándula pineal humana responda a estas alteraciones en la longitud de la luz del día? Cambiando el balance de neuro-transmisores del cerebro pueden efectuar una mayor incidencia de estados psicodélicos, quizás, en ciertos individuos susceptibles, sólo en estos momentos cruciales.

Esta posibilidad proporciona una completamente y nueva dimensión potencial a nuestro entender el origen de algunas experiencias religiosas de los antiguos.

La glándula pineal ha sido vista como un tipo de reloj biológico, uno que actúa como un tipo de sistema de acople; quizás manteniendo las relaciones de las fases dentro de un sistema multi-oscilador; coordinador de las fases para los múltiples bio-ritmos. La pineal es un "ojo cósmico"; es consciente del ritmo celestial. "Sintoniza" nuestra bioquímica a esos ritmos imperceptibles pero reales, no tangibles por los ojos, pero si la entrada de esta energía es tomada a través de los ojos y la retina es su primer filtro, estos cambios de intensidad de energía en forma de iluminación, son los cambios estacionales y cambios lunares en vez de diurnos.

La serotonina puede ser como un acelerador del cerebro. Al incrementarse el nivel de serotonina, también se incrementa el nivel de activación de la corteza. Este es lo que lleva a la experiencia psicodélica. Los estudios revelan que el LSD-25 ataca los gránulos receptores en las células del cerebro, y saliendo luego de un tiempo muy corto, quizás diez a veinte minutos (en los animales). Cuando el volumen de LSD-25 ha dejado los gránulos receptores, es reemplazado por lo que parecen ser cantidades excesivas, o super-normales de serotonina.

La LSD-25 crea un "efecto de rebote". Cuando el LSD-25 deja el sistema, la serotonina retorna y compensa, es el llamado efecto rebote, que es un principio fisiológico de funcionamiento de las hormonas en general. Este "sistema de reconocimiento" es uno de los elementos interrumpidos por el estado psicodélico.

El problema de cómo mantener *una cierta locura*, funcionando al mismo tiempo a la eficacia máxima ha capturado ahora la atención de muchos psiquiatras. Parece haber un punto en el cual la "locura creativa" de Edgar Allan Poe se vuelve degenerativa, impidiendo la función en vez de estimularla.

Esta de-sincronización produce más ruido en su conciencia. También expande esa conciencia. Los rituales están diseñados de manera que contienen elementos que se enfocan o sintonizan ese "ruido" y dirigen la conciencia expandida.

El hombre es único en virtud de poseer intuiciones acerca del alcance del misterioso universo que habita. Él ha ideado para sí toda clase de instrumentos para demostrar la naturaleza de este universo. Los principios del entendimiento científico del ritual chamanístico y la función del tercer ojo le proporcionan nuevas y poderosas técnicas al hombre para la exploración. Esto le permitirá penetrar los inmensos espacios interiores, donde la historia de millones de años de recuerdos se encuentra enredada entre las raíces del ser primordial.

Uno de los problemas de la vida moderna es que hemos perdido el contacto con los umbrales de la naturaleza, la urbanización nos apartó de la afinidad fecunda con la madre Tierra y de nuestra proximidad a la Naturaleza.

Contemplemos por un momento la sabiduría de la naturaleza en el girasol, «la flor que llaman del sol», arraigado en las entrañas de la tierra, tiene la propiedad de ir volviéndose hacia donde el sol camina, su desarrollo está íntimamente unido a lo que le da nombre: la luz solar.

Se caracteriza por su alta resistencia y fácil adaptabilidad, que le permite buscar la luz y replegarse cuando la oscuridad toca sus pétalos. La producción y rendimiento del girasol se incrementa de forma espectacular con la polinización, en esto interviene la actividad de las abejas y otros insectos.

Cuando la planta ha preformado el total de hojas que habrá de tener, el ritmo de aparición de nuevas hojas será gobernado por la temperatura, por lo tanto, cuanto mayor sea ésta, menor será el tiempo necesario para la floración.
En las semillas del girasol se encuentran una fuente de nutrientes rica en aceites esenciales. La proximidad a la Naturaleza nos permite comprender todo el conocimiento que habita en ella y todo lo que de ella podemos aprender.

La relación entre el Sol y el reino vegetal tiene un símbolo muy revelador en el movimiento de las plantas, llamado heliotropismo, flores, tallos y hojas se orientan según la posición del Sol, es el instinto que orienta a las plantas ir siempre hacia la Luz.

La luz es la madre de la vida. Donde no hay luz, no hay vida. Mantiene despierta la vida. Es una presencia nutricional. Una de las características esenciales de la vida es el consumo de energía, ya que todos los procesos vitales sólo se producen si disponen de ella. Los vegetales obtienen esa energía de la luz solar. En ellos, el proceso de captación y transformación de dicha energía en compuestos biológicamente aprovechables "alimento-energía" se denomina fotosíntesis.

La fotosíntesis: foto y síntesis, es el proceso metabólico específico de las células de los organismos autótrofos, por el que se sintetizan sustancias orgánicas complejas a partir de sustancias inorgánicas sencillas, con el aporte de energía lumínica proveniente del exterior.

El escenario donde se lleva a cabo este proceso es en los cloroplastos de las plantas y algas, en ellos se encuentran todas las enzimas que permiten que la fotosíntesis se realice a una velocidad compatible con la vida.

La clorofila, de color verde, y otros pigmentos fotosintéticos, tienen la capacidad de absorber energía de la luz solar y cederla para la elaboración o síntesis de hidratos de carbono (almidón) a partir del agua (H_2O) y del dióxido de carbono (CO_2).

La fotosíntesis no sólo elabora sustancias orgánicas complejas, sino que produce oxígeno, imprescindible para la vida de todos los seres vivos Las investigaciones realizadas acerca de la fotosíntesis permiten distinguir dos etapas en este proceso metabólico:

• Etapa fotoquímica: esta etapa depende de la energía luminosa para llevarse a cabo. Esta etapa se desarrolla en el sistema de membranas del cloroplasto, allí se encuentran la clorofila y otros pigmentos fotosintéticos. En esta etapa se produce: oxígeno que se libera al medio ambiente, se almacena energía química como ATP, y se obtienen átomos de hidrógeno que se unen a ciertas sustancias receptoras de hidrógeno

• Etapa bioquímica: esta etapa puede desarrollarse en ausencia de luz. Se desarrolla en estroma de los cloroplastos, allí se encuentran las enzimas capaces de catalizar los distintos pasos de las complejas reacciones químicas que se producen. En esta etapa se sintetizan los azúcares a partir del CO_2, del hidrógeno obtenido en la etapa fotoquímica y de la energía acumulada en el ATP. El producto final es la glucosa. Como puede advertirse, si bien esta etapa puede ocurrir sin la presencia de la luz, depende de los productos elaborados gracias a la energía luminosa, en la etapa anterior Los vegetales representan el primer eslabón de las cadenas alimentarías, productores, los animales, los consumidores, dependen inevitablemente de la fotosíntesis, se puede decir que toda la energía que circula por los ecosistemas tiene su origen en la fotosíntesis.

El proceso de fotosíntesis al producir el oxígeno (02) que es liberado a la atmósfera, tiene fundamental importancia para la vida, permite cumplir el proceso respiratorio.

Los árboles cumplen varias funciones en relación con el equilibrio de la naturaleza, sus raíces entretejen el suelo, y lo retienen frente a los procesos erosivos; sus copas interceptan las lluvias y suavizan su impacto sobre el suelo, se interponen a los rayos solares y disminuyen con sus sombra la temperatura del terreno, captan la energía solar y uniéndola a los nutrientes que toman por sus raíces los transforman en materia orgánica, aportan materia orgánica al suelo, enriquecen de oxígeno la atmósfera, etc. El nacimiento de nuevos árboles no es azaroso, sino que dependen estrechamente de cómo combinan una serie de elementos y factores (climáticos, el suelo, relieve, hidrológicos, etc.) este nacimiento asegura la supervivencia del bosque y el equilibrio ecológico.

La energía que las plantas tienen en sus raíces, hojas, flores y frutas, es la energía del Sol, del Aire, de la Tierra, energía recibida directamente de la Naturaleza y transformada íntimamente en sustancia alimenticia.

Cuando nos alimentamos, con vegetales, semillas, cereales integrales y frutas, la esencia de la Naturaleza pasa a nuestras células y en el interior de ellas, la sustancia verde nos transforma, sentimos una energía renovada, contribuimos a transmutar cada átomo planetario.

Reflexionemos...

La vida del planeta depende de la fotosíntesis, proceso llevado a cabo en la intimidad de las células vegetales, en presencia de luz. La Luz es Vida, es la presencia secreta de lo Divino. Si el ángulo del Sol se apartara de la Tierra, desaparecería entonces la vida vegetal, animal y humana que conocemos.

Capitulo 3

Por que la luz es importante para todo ente biológico...?

Introducción

Como hemos visto en las anteriores páginas, hemos tratado de dar las razones científica para todos los niveles de conocimiento que existen en nuestro cuerpo órganos que interactúan con la energía solar, se estimulan y realizan o no pueden realizar sus funciones utilizando la energía proveniente de la luz solar.

Espero que al haber leído y asimilado las razones y antecedentes de esta Tesis de tomar la energía solar para su sistema nervioso lo hayan convencido, de que esto es realmente cierto y además tiene mucha lógica.

Ud. tomar ventaja de estos conocimientos avanzados del mundo científico actual y unirlos a conocimientos de civilizaciones remotas en el tiempo y hasta la misma practica de los animales de tomar diariamente baños de sol, desde hace mucho tiempo esto se ha conocido como Helioterapia, si comenzamos haciendo un recuento sobre esta práctica en América se conoce que los nativos canadienses y norteamericanos han mantenido esta práctica, también los aztecas de México no solo formaban su principal mito religioso con el Sol y su calendario Maya, sino era parte de sus conocimientos sobre una primitiva medicina preventiva, también en los territorios que hoy conocemos como Francia, Italia, Bulgaria, Turquía, Egipto esta práctica de contemplar el sol formaba parte de los hábitos diarios de los habitantes de estas regiones.

No podemos dejar la oportunidad de comparar nuestro cerebro con una computadora personal, solo que esta es una prematura caricatura de nuestro cerebro que es el producto más complejo y completo que existe en la Naturaleza, pero recordemos que esta necesita una permanente fuente de energía eléctrica y realmente nuestro cerebro trabaja a un mínimo nivel de trabajo porque tiene siempre un bajo nivel de entrada de energía eléctrica, sencillamente porque no se la facilitamos. Estamos muchas horas de nuestro dia con luz artificial y evadimos que el sol penetre hasta nuestra retina, no se trata tampoco de que nos acostemos a coger sol directamente en nuestros ojos, esto podría ser fatal, según dicen algunos, es solo tomar los rayos del sol durante unos minutos después de las 4 de la tarde o antes de las 10 am. Esta intensidad de luz prácticamente es equivalente a la que nos llega de la pantalla de la TV o la computadora, por lo tanto, no es de temer. Algunos estudiosos del tema aconsejan buscar los momentos en que los rayos ultra violetas están fuera del espectro de la luz solar, esto es una hora antes de la puesta y la salida del sol, es absolutamente garantizado que no habrá ningún daño en la macula de la retina, ni en la piel.

Quizás cuando nuestros ancestros religiosos nos hablaban del mana, el néctar o el elixir nos estaban facilitando conocer y utilizar como alimento la luz solar. Particularmente puede experimentar en mi propia persona una experiencia que me hizo verificar la importancia en nuestro cuerpo de la luz solar, producto de mis actitudes y conducta política en mi país de origen (Cuba) fue internado en prisión por muchos anos y recibí castigo o tortura sistemática, fui puesto en una celda y dentro de la celda en una caja de hierro, por lo que estuve privado de la luz solar, directa e indirecta por casi dos anos y por muchos periodos después por meses, esto unido a los factores ambientales físicos como casi ausencia de alimentos y agua, me hizo perder la epidermis en muchas partes de mi cuerpo, perdí la visión y entonces como siempre, mi compañero el insomnio, trataba de matar la memoria y esta empezó a huir de mi, a fallar, agravada por algo que me dieron a tomar (probablemente una droga quizás parecida al metil fenidato) desde el principio mismo de mi cautiverio y me dejo el lenguaje tropeloso y perdí la memoria, especialmente en la que más energía nerviosa necesita, la memoria de corto plazo u operativa, pero anos después, en los momentos mas tensos de esta crisis por la falta de sol, un guardia del "pasillo de la muerte" como le decían a la galera donde me tenían, tomo el riesgo de sacarme al sol y me llevo a un pasillo que comunicaba el tercer piso de un edificio con otro y que estaba apantallado con muros y me solicito, "te voy a dar unos minutos de sol pero nadie te puede ver, tírate al piso", así lo hice eran aproximadamente las 4 de la tarde, con los ojos cerrados pues el dolor y la irritación era intensos, comencé a sentir como aquellas ondas de energía entraban en mi pecho, yo abrí la boca y la alinee con los rayos solares para que estos me dieran lo más profundo posible, pues yo sabía que el asma, las infecciones del trato respiratorio y otros malestares, el sol los hacía desparecer en minutos.

Sentía un intenso calor dentro de la boca e hice un esfuerzo por abrir los ojos y dejar que la luz penetrara por mi retina hacia el cerebro, realmente me parecía estar viviendo una experiencia que solo en películas o la imaginación podrían crear una danza de colores a velocidades fantásticas pasaban por mi visión, sentía penetrar la luz hasta el interior de mi cerebro, perdía el conocimiento como tal, por breves instantes y lo recobraba y sentía como aquella energía me hacia brotar desde toda de mi piel un sudor que salía a chorros por todo el abdomen, las ondas de energía las sentía penetrar en mi cuerpo, me llegaban a los pulmones, los que sentía cada vez mas ligeros, solo fueron unos 15 minutos y aquella piel sin epidermis en muchas partes de mi cuerpo ardía como si estuvieran expuestas al fuego, por la planta de los pies me penetraba una fuerza que sentía en los músculos gemelos de las piernas.

El sudor me quemaba la piel, no tenía la posibilidad de tirarme un poco de agua para calmar aquella picazón provocada por el sudor sobre la piel susceptible a los ácidos. Pero realmente me sentí renovado en fuerzas para soportar las noches cuando era atacado por miles de insectos como las pulgas y ladillas que me comían vivo desde las siete de la noche hasta las 6 de la mañana, ya una vez en la penumbra de la celda y la casi absoluta obscuridad de la caja me quede dormido sobre la áspera superficie de concreto rustico que destruía mi piel atrapada entre los huesos y las piedras que sobresalían de la superficie.

La recarga de energía tomada del sol me hizo sentir físicamente fuerte y renovado, anos antes en mi vida profesional había escrito un proyecto para aplicar el sol a los niños asmáticos que devino en el masivo Centro Anti Asmático de Tarara con muy buenos resultados.

Contarles esta anécdota personal solo tiene por objetivo que los lectores conozcan que cuanto aquí les he propuesto, no solo ha sido un producto intelectual neto sino que ha salido de la practica misma y quiero compartir esta saludable experiencia de utilizar el sol como fuente de energía para nuestro Sistema Nervioso.

Realmente, siempre todos coincidimos en las potencialidades de trabajo del cerebro solo se utilizan quizás en una milésima parte, nuestra memoria quien es la base de nuestro psiquismo tiene una capacidad infinita de guardar los engramas y esto lo desperdiciamos, por la falta de energía.

Nuestros perros y gatos son más hábiles que nosotros, ellos no dejan ni un día sin coger luz solar de frente, como puedan, a través de ventanas de cristal, en el jardín, en el auto, donde estén ellos toman los fotones que son la energía para su sistema nervioso, también ellos tienen un buen dormir y toman muchas siestas durante el día, muchas de ellas muy cortas y debemos imitarlos, sin lugar a dudas. Ninguna parte del cuerpo es capaz de recibir estos fotones y transformarlos en energía, solo la retina. Hasta ahora no se ha podido demostrar que el Sistema Nervioso se regenere, ni se incrementa el número de neuronas, pero si se conoce que su capacidad de metabolizar el oxigeno, la capacidad de guardar y transmitir información si puede ser mejorada cuando se dispone de más energía y oxigeno. Esta habilidad nos aleja lo suficiente para que los daños provocados por la incapacidad de entregar suficiente sangre y oxigeno a las neuronas conocidos como Arterioesclerosis, entre otras también las Enfermedades Alzheimer y el Parkinson, todas han sido de terribles en resultados para nuestra salud.

Cuando nuestra computadora está trabajando lentamente los más entendidos nos sugieren "auméntale la capacidad de la memoria", este consejo nos resulta familiar y realmente funciona, también los científicos de las Neuro Ciencias nos podrían decir exactamente lo mismo, cuando se trata del cerebro, pero aquí no es lo mismo, aumentar la memoria del cerebro presenta muros muy difíciles de vencer, bioquímicamente se ayuda desde hace muchos años, quizás más de 50 años, con el Ácido Glutámico, era lo mas socorrido, una dosis de este acido que lo encontramos de manera natural en la toronja Ruby en la cantidad de una toronja diaria nos proporciona el ácido esencial para que se produzca los ácidos complejos que forman parte de la información que se guarda en códigos en las neuronas, que conocemos por engramas, pero esto tienen un inconveniente, estas dosis de ácido glutámico tarda casi un año en llegar a su destino dentro del cerebro, si aumentamos la capacidad de energía con fotones nuestro cerebro recibe su potencia casi al insta Referencia:

El Ácido Glutámico (O Glutamato, o ácido L-glutámico), es considerado como un alimento para el cerebro puesto que es un aminoácido que se utiliza en el cuerpo para sintetizar las proteínas, así que actúa como un neurotransmisor excitador en el sistema nervioso central, donde es el mas común de ellos. Así el ácido glutámico actúa estimulando las conexiones neuronales. El Ácido Glutámico es recomendado como un combustible mental que mejora la memoria y la concentración, así como para otros males mayores como la hiperplasia prostática benigna.

La mayoría de los productos que proveen ácido glutámico, suelen adicionarlo con otros nutrientes a fin de hacerlo un suplemento mas completo y ampliar el marco de beneficios. El ácido glutámico es uno de los aminoácidos mas abundantes del organismo y prácticamente un comodín para el intercambio de energía entre los tejidos.

El Sol nos produce muchas vitaminas a nivel de la piel.

La Vitamina D se encuentra en muchas fuentes dietéticas como aceite de hígado de bacalao, pescado, huevos y leche fortificada. El sol también contribuye significativamente a la producción diaria de Vitamina D y apenas 10 minutos de exposición se piensa que es suficiente para evitar deficiencias. El término "vitamina D" se refiere a varios tipos de esta vitamina. Dos formas son importantes en los seres humanos: ergo calciferol (vitamina D2) y colecalciferol (vitamina D3). Vitamina D2 es sintetizada por las plantas. Vitamina D3 es sintetizada por los seres humanos en la piel cuando se expone a los rayos ultravioleta B (UVB) de la luz solar. Alimentos pueden ser enriquecidos con vitamina D2 o D3. La función biológica importante de vitamina d es mantener los niveles normales de calcio y fósforo. La vitamina d ayuda a la absorción de calcio, ayudando a formar y mantener huesos fuertes. Recientemente, la investigación sugiere también vitamina d puede proporcionar protección contra la osteoporosis, hipertensión (presión alta), cáncer y varias enfermedades autoinmunes. Raquitismo y osteoma...Nota de Referencia:

 El cerebro humano posee unos cien mil millones de células nerviosas o neuronas, que es tanto como el número de estrellas que contiene una Galaxia típica como la nuestra.

Los principios para entender los mecanismos genéticos y moleculares involucrados en el proceso del aprendizaje y la memoria fueron establecidos en 1949 por el psicólogo canadiense Donald O. Hebb.

Una memoria se establece cuando al menos dos neuronas entran en contacto, lo que se lama una sinapsis neuronal y esta comunicación se estable a través de una sustancia bioquímica conocida como neurotransmisor, otros investigadores en el año 1973 Timothy V. P. Bliss y Terje Lømo, trabajando en el Laboratorio Per Andersen, de la Universidad de Oslo, dieron con un modelo experimental que apoyaba las ideas de

Hebb: ellos llegaron a la conclusión que las neuronas de la zona del cerebro llamada "hipocampo" (de la palabra griega "hippocampus" que designa a un monstruo marino con cabeza de caballo, debido a la forma parecida a un caballo que tiene esta parte del cerebro), encontraron que las neuronas de esta zona se comunicaban con más intensidad cuando eran estimuladas por una serie de impulses eléctricos de alta frecuencia.

El aumento en la intensidad sináptica es un fenómeno conocido con el nombre de "potencializacion a largo plazo", o LTP,(long-term potentiation), y puede durar de horas a días e incluso semanas.

El hecho de que este fenómeno del LTP se de en el hipocampo no es de extrañar ya que es esta una zona que desempeña un papel crucial para la memoria, tanto en humanos como en animales.

Estudios posteriores llevados a cabo por Mark F. Bear del Howard Hughes Medical Institute en la Universidad de Brown, en compañía de otros científicos, dieron con un fenómeno inverso al anterior: la aplicación de una serie de pulsos eléctricos de baja frecuencia, producía justo el efecto contrario: las sinapsis se debilitaban, y era también este un hecho de alta duración. A tal fenómeno se le dio el nombre de "depresión a largo-plazo" (LTD, long-term depression), aunque no tiene nada que ver aparentemente con la depresión clínica.

El refuerzo y la debilitación de las conexiones sinápticas a través de estos ciclos de LTP y LTD, se muestran como los candidatos líderes para la explicación de los mecanismos de almacenamiento y pérdida de memoria, respectivamente.

Conocemos también en la actualidad que tales mecanismos se presentan de diversas formas y ocurren además en diferentes zonas del cerebro, tanto en el hipocampo mencionado anteriormente, como en el neocórtex (lo que denominamos habitualmente "materia gris") y la amígdala, una estructura decisiva en el desarrollo de las emociones.

¿Qué mecanismo molecular controla estos refuerzos y debilitaciones, estos cambios en la intensidad sináptica, esta plasticidad en la interconexión, estos ciclos en definitiva del LTP y LTD?

Estudios llevados a cabo durante los años 1980 hasta los 90, por Graham L. Collingridge de la Universidad de Bristol, Inglaterra; Roger A. Nicoll, de la Universidad de California en San Francisco, Robert C. Malenka de Stanford University, Gary S. Lynch de la University of California en Irvine, así como otros investigadores, han encontrado que estos cambios dependen de un único tipo de molécula: los ciclos del LTP y el LTD requieren para su activación los llamados receptores NMDA, los cuales se hallan en las membranas celulares de las neuronas postsinápticas (esto es, la neurona que recibe el flujo de información, la situada al otro lado de la conexión sináptica).

Estos receptores se piensa que están compuestos por cuatro subunidades proteicas que tienen como función controlar la entrada de iones de calcio en las neuronas. Constituyen los candidatos perfectos para el control de los cambio sinápticos que fundamentan la memoria, debido a que requieren dos señales separadas para la obertura de estos canales de iones de calcio: por un lado, la unión de un neurotransmisor denominado glutamato, y por otro lado, un cambio eléctrico denominado "re polarización de la membrana" (que no es más que un cambio en su potencial químico que se va desplazando a través del axón de la neurona, gracias al mecanismo conocido como la "bomba de sodio y potasio). De este modo, son los "interruptores moleculares" ideales para actuar como "detectores de coincidencia" ayudando así al cerebro a asociar dos sucesos separados.

Parece ser también que la administración de glucosa aumenta la capacidad de aprendizaje y la memoria, tanto en humanos como en ratas de laboratorio.

Referencia de (http://www.mental-gym.com/Docs/ARTICULO_19.pdf)

El incremento de la energía por medio de los fotones nos va a entregar a corto plazo, con muy poco costo mas memoria, más posibilidades de conexión de neuronas y mas activación de las áreas del cerebro que se desgastan con nuestras emociones que producen hormonas que activan el sistema pero también nos desgastan energía, porque no las quemamos o metabolizamos con suficiente actividad física y entonces siguen el torrente sanguíneo creando el estado emocional para la huida o el combate que nunca efectuamos y nuestro sistema nervioso sufre de esto que conocemos como "Stress".

Los ciclos de intensidad de la luz que recibimos del sol están relacionados con las diferentes posiciones que toma el planeta en el espacio y esto genera lo que conocemos como las estaciones del año, si hemos castigado al cerebro durante muchos años a que no le llegue la energía necesaria, entonces, hemos estado viviendo en una especie hibernación voluntaria y progresiva, nunca hemos gozado de los cambios que la Naturaleza nos ha preparado, ahora tomando sol, el cerebro reaccionara y podríamos sentir los efectos biológicos de la primavera, y nos preparamos entonces como el resto del Reino Animal, tomando todas las medidas para la supervivencia y la reproducción y por lo tanto la actividad o impulso por buscar pareja sexual, aparece con una fuerza casi salvaje, su capacidad de olfacción se incrementara y podrá percibir diferentes olores del ambiente que antes era incapaz de percibir. Su pelaje, sea del cuerpo o de la cabeza comenzara a renovarse, sus unas serán más firmes y la piel será mas fuerte y sensible a los contactos externos.

El famoso Stress

Una emoción que nos buscamos como "entretenimiento", como es una película de acción o un evento deportivo hacen activar nuestro sistema muscular para la más primitivas conductas de defensa o supervivencia, como es la evasión o el combate, durante el tiempo que observamos este evento nos preparamos inconscientemente para actuar físicamente por nuestra capacidad de identificarnos con lo que percibimos, pero resulta que no la utilizamos y estas hormonas que prepararon los músculos para un esfuerzo máximo siguen en nuestra sangre activando los centros de recepción de estas hormonas, nos crean un alerta máxima y después un sueño superficial e intranquilo, falta de concentración, casi ausencia de la participación de la memoria y una tendencia a la respuesta rápida de manera motriz y no racional, lo cual resulta muy peligroso para nuestra conducta social. Esto es el Stress.

Esto nos hace desperdiciar la poca energía que tenemos, lo que también esta forma de vida negativa pudiera ser compensada con tomar un poco de fotones para nuestro cerebro, siempre hambriento de energía.

Método de obtener Fotones.

Para obtener fotones, no se necesitan tener buen crédito, ni cuenta de banco, tampoco inscribirse en un Website y tener un password, tiene la facilidad que lo puede tomar de pie, sentado o acostado, pero preferiblemente de pie y sin calzado, con los pies directamente sobre la tierra o césped. Lo puede hacer a través de una ventana, pueden usar un trozo de tela o de papel fino, lo pueden colocar enfrente de vuestros ojos y mirar a través de ese papel o tela, así también obtendréis los fotones, pero nunca con lentes para el sol, porque estos están diseñados para filtrar la luz y por tanto, bloquearan los fotones.

En ocasiones hay nubes que se interponen, no importa, no es absolutamente necesario que miren al sol totalmente redondo, tampoco es importante que este brillando mucho, incluso el sol a través de las nubes ligeramente tapado o incluso si miran un trocito de sol será suficiente para realizar la práctica del mirar el sol. Si usa espejuelos, quítenselos, pero si llevan lentes de contacto, por ejemplo, las pueden dejar puestas, porque ellos son parte de nuestro ojo.

Después de mirar el sol, cierras tus ojos un tiempo y dentro verás la imagen interna del sol, esta es la llamada post imagen negativa, que se comporta más o menos como pasando por diferentes colores hasta desaparecer totalmente, entonces abre los ojos y mira para otra parte o al infinito hasta que te adaptes de Nuevo al nivel de luz del ambiente. Cuanto más tiempo permanezca esa imagen interna con los ojos cerrados después de haber tomar los fotones más cantidad de energía luminosa el cerebro podrá asimilar.

Los fotones llegan al tercer ojo o glándula pineal y se reforzara con energía, el tercer ojo, Renato Descartes, el matemático y filósofo francés llamo la atención sobre esta estructura del cerebro a la que atribuyo con mucha razón enorme importancia, a más de trescientos años de su descubrimiento le damos crédito por la razón. Como sabemos la glándula pineal se encarga del metabolismo, esto regularía el páncreas y quien padezca de diabetes estaría recibiendo un alejamiento de los síntomas de esta molesta enfermedad, que no es mortal pero lo suficientemente perturbadora para arrastrarnos por grandes limitaciones físicas y psicológicas.

La estabilización del trabajo de esta glándula nos multiplica en posibilidades físicas e intelectuales y muchos piensan que podríamos durar casi lo que vivió Matusalén.

Algunos autores recomiendan que se debe empezar con solo diez segundos de observación del sol, y en una semana alcanzar el minuto. Pienso que comenzar por un minuto es suficiente.

Como todo lo humano, la falta de regularidad no estropea el resultado, solo lo aleja, el objetivo es que en tres meses tomes sol por 10 minutos diarios.

Entonces Ud. podría sentirse completamente nuevo, su visión mejorara y necesitara otros lentes de inferior calibre, su percepción de colores se multiplicará, su sueño será diferente porque será efectivo para actualizar su memoria y su respiración durante el sueño profundo y por lo tanto mantendrá un flujo de oxígeno a la sangre y esta llegara más rica en oxígeno a las profundidades de su cerebro, así su memoria, su pensamiento y lenguaje aumentaran sensiblemente su rendimiento.

Esto parece un milagro, pero esto tiene su relación también con la síntesis de las Vitaminas B12, A y D dentro del ojo.

Se han reportado mejoras sensibles en muchas enfermedades o defectos de los ojos, como por ejemplo en la degeneración macular, miopía, glaucoma, defectos de la retina, todas esas personas portadoras de estas enfermedades, durante los dos primeros meses, deberían cerrar sus ojos y sentarse ante el sol suave de la mañana y calentarse los parpado, todos los días durante diez minutos y además deberían utilizar agua calentada, cargada por la energía solar como colirio ocular.

Después de dos meses, cuando vean que su visión ha mejorado un poco, entonces pueden empezar con el mirar el sol con los ojos abiertos y poco a poco sus problemas se curarán. Poco a poco irán haciendo más al mirar el sol y cuando lleguen a la práctica de 90 días, ya estarán mirando al sol durante 15 minutos, y en estos momentos es cuando experimentarán un salto cualitativo en todos sus procesos psíquicos.

Uno de los aportes más importantes comienza por la calidad del sueño, el dormir es un momento fisiológico cíclico a repetición permanente durante nuestra vida, que tiene como función recargar la energía nerviosa al desconectarse y conectarse cada una de las neuronas por fracciones de segundo, esta re polarización de las membranas neuronales nos proporcionan más energía, por esta razón siempre se ha dicho que el proceso del sueño es capaz de proporcionarnos recargar al sistema nervioso, gracias a las investigadores científicos hoy sabemos que durante el proceso del sueño se generan eventos psico - fisiológicos que llevan a cabo la organización de nuestra memoria, que es la base de nuestro psiquismo, sin memoria viviríamos en un eterno presente.

Esta organización de la memoria, o sea la actualización de la mismas con lo que ha sucedido en los últimas horas debe de alguna manera archivarse en diferentes lugares y en referencia a todos los eventos en que pudiera estar relacionada, se organiza en orden cronológico, se organiza por contraste, se organiza por asociación, se organiza por nuestra prioridad emocional, cognitiva y biológica, en fin este trabajo de organización de la memoria está directamente en relación con la salud mental del individuo, cuando nos falta el sueño profundo, nos comienza a faltar la buena memoria y todo el resto del trabajo del cerebro pierde en eficiencia y velocidad de procesamiento de las señales cognitivas.

El sueno no es profundo siempre, existen los usos del sueño como proceso fisiológico que se ha medido por su actividad eléctrica y en cada fase se producen diferentes frecuencias eléctricas de la corteza cerebral, en los momentos de sueno ligero o superficial es donde somos conscientes de los llamados sueños o actividades oníricas, estos tienen un contenido emocional y son las imágenes que interpretamos durante el proceso de organizar la memoria y se producen en muy pocos segundos o fracciones de estos, aunque nos parece que duran toda la noche.

Función biológica del sueño

La hipótesis de que el sueño participa en la consolidación de la memoria reciente ha sido investigada mediante cuatro paradigmas:

- Efectos de la privación del sueño sobre la consolidación de recuerdos;
- Efectos del aprendizaje sobre el sueño post-entrenamiento;
- Efectos de la estimulación durante el sueño sobre los patrones de sueño y sobre la memoria, y Re-expresión de los patrones de comportamiento específico neuronal durante el sueño post-entrenamiento.

Algunos de estos estudios confirman la idea de que el sueño está profundamente implicado en las funciones de la memoria en humanos y animales. Otros estudios más recientes comparan el proceso de ordenamiento de la memoria durante el sueño con el proceso de desfragmentación de la memoria de las computadoras, ambos persiguiendo un mismo objetivo de mantenimiento y economía de recursos, preparándonos para una mejor disponibilidad operativa de la memoria durante los momentos de mayor utilidad, como el estar despierto o en actividad. `La privación del sueño aumenta la eficiencia del sueño`

Por eficiencia del sueño se entiende el tiempo que un sujeto pasa en sueño verdadero porque no se puede despertar durante el tiempo que se dedica a dormir.

`Áreas del encéfalo implicadas en el sueño`

- Región anterior del hipotálamo, área del prosencéfalo basal (sueño).
- Región posterior del hipotálamo, área del mesencéfalo (vigilia).

Estas dos áreas del encéfalo que están involucradas en la regulación del sueño fueron descubiertas a principios del siglo XX, antes de que surgiera la neurociencia comportamental moderna, por el neurólogo vienés Barón Constantin Von Economo. Posteriormente la implicación de estas dos áreas se confirmará mediante estudios de lesión en animales experimentales (Véase Saper, Chou y Scammell, 2001)..

El sueño en los animales

ESPECIE DE MAMÍFERO	horas de sueño al día
Oso perezoso gigante	20
Ziragüeya, murciélago marrón	19
Armadillo gigante	18
Mono búho, armadillo de nueve franjas	17
Ardilla ártica	16
Musaraña de árbol	15
Gato, hamster dorado	14
Ratón, rata, lobo gris, ardilla	13
Zorro ártico, chinchilla, gorila, mapache	12
Castor de montaña	11
Jaguar, mono vervet, erizo	10
Mono rhesus, chimpancé, babuino, zorro rojo	9
Ser humano, conejo, conejillo de Indias, cerdo	8
Foca gris, hyrax gris, tapir brasileño	6
Hyrax de árbol, hyrax de roca	5
Vaca, cabra, elefante, asno, oveja	3
Ciervo, caballo	2

Cantidad en horas que duermen diferentes mamíferos por día

El acto de soñar ha sido sólo confirmado en el *Homo sapiens*. Algunos animales también pasan por la `fase MOR` del sueño, pero su experiencia subjetiva es difícil de determinar. Parece que los mamíferos son los animales con mayor probabilidad de soñar debido a su ciclo del sueño similar al humano.

Quien se lleva el récord de sueño es el `gato`, quien pasa un 70% de su vida durmiendo y a medida que envejece, su etapa de vigilia aumenta ostensiblemente.

Los caballos, los patos y las ovejas pueden dormir de pie o echados. Sin embargo, no pueden experimentar `Sueño MOR` mientras están de la primera forma. El animal que más tiempo pasa en fase MOR durante el sueño es el `armadillo`. Las ballenas y delfines son diferentes a los humanos: siempre tienen que estar conscientes, ya que necesitan salir a la superficie a respirar, solo una parte de su cerebro duerme cada vez.

Nuestro Sistema Nervioso siempre esta escaso de energía porque en realidad los fotones de la energía solar son los que proporcionan la principal energía al sistema nervioso, los animales lo hacen sistemáticamente, el hombre ha perdido este precioso hábito de tomar el sol directamente en los ojos como hacen los animales.

Al menos durante un minuto es necesario para restablecer el sueño profundo, sin necesidad de psicofármacos, mirar el sol directamente, en los horarios un poco alejados del cenit, o sea al menos cinco horas antes o después de las doce del día.

La energía una vez en el fondo del ojo será capaz de alterar el sistema interno almacenándose de alguna manera para garantizar los procesos fisiológicos de la retina que recombinan diferentes hormonas una vez que absorben la energía solar, entonces cerramos los ojos y además le ponemos la palma de la mano para obtener el máximo de obscuridad y esperemos a que la post imagen negativa que seguimos observando desaparezca completamente, podemos entonces contemplar como diferentes colores y figuras se formaran en nuestro mundo obscuro hasta que desaparezca, después podemos continuar , nuestra actividad, si fuera posible respirar mas profundo que de costumbre será un potente refuerzo al fenómeno de ingreso de potencia al cerebro. La desaparición de esta huella luminosa indica que la energía llego al hipotálamo y a la glándula pineal, su destino definitivo.

Esta energía una vez dentro de nuestro cerebro, digamos en la glándula pineal comienza de alguna manera la alimentación energética del sistema nervioso, quien siempre ha estado en déficit y poco a poco recuperaremos el sueño profundo, la memoria y la calidad de nuestro pensamiento, también muy relacionado notaremos que nuestro lenguaje se torna más fluido y preciso.

La dosis de energía podemos aumentarla cada semana hasta llegar a los 10 minutos de recarga de energía y los procesos más complejos como los metabólicos si estaban alterados comienzan a normalizarse, tales como la diabetes, la generación de cartílagos reducirá sustancialmente la artrosis, el asma desaparecerá si es una alteración provocada de alguna manera por efectos de alteraciones metabólicas y excesos o falta de líquidos.

Algunas personas reportan como experiencia después de llegar a tomar diariamente más de 5 minutos de luz solar directa que el apetito se vuelve muy selectivo, si tenemos libras de más, el organismo por si mismo será más especifico a la hora de sentir deseos de comer esto o aquello. Esto trae como consecuencia que comienza a bajar de peso porque solo eres capaz de ingerir lo que biológicamente necesitas y tendrás, sea cual sea tu nivel de metabolismo histórico, un nuevo nivel metabólico que te orienta al normo peso.

La percepción de los colores se verá muy favorecida pues determinados péptidos en la retina serán renovados y la persona comenzara a disfrutar más de los diferentes espectros cromáticos que hacen tan placentera la vida en los años de juventud y van desapareciendo con los años de vida. Como vemos podremos recuperar muchas virtudes que hemos estado "desconectando" por los escases de energía proveniente de los fotones.

 Recordemos que esta energía esta a su alcance, solo es necesario disponer de la voluntad de utilizar algunos minutos en la vida para reparar los daños que han causado los escases de energía en el sistema nervioso.

Como resumen sobre los efectos positivos del Sol han variado de función de la valoración cultural a través del tiempo y el lugar. Es innegable que a través de la Historia, el Sol ha sido realmente puesto como el centro de las creencias religiosas, pero también en ciertos momentos el hombre lo ha rechazado, por su efecto en los desiertos, las sequias, el hambre, el calor excesivo, etc.

La valoración de los efectos sobre nuestro cuerpo es mediado por valores estéticos y económicos. Las clases aristocráticas desde hace siglos se vestían de manga larga, sombreros y atuendos para no ser tocadas por los rayos solares, la ausencia de los efectos del Sol en la piel era un sobresaliente valoración de belleza femenina, los maquillajes eran de cal para estar aún más blancas, como las japoneses y las francesas'

Quizás el cine a color impuso el color rojizo creado por el Sol como un nuevo atributo de la atracción sexual y en el hombre virilidad y salud. La blancura extrema de la piel dejo de ser atrayente y los bronceadores ayudaron a crear pieles más bellas y saludables.

Llego el momento que las pieles tostadas por el sol dejaron de ser dominio de los trabajadores a cielo abierto como la agricultura y la construcción.

Claro que no todo es absolutamente bueno, ni absolutamente malo. Hay que tener en cuenta que también el desarrollo ha traído muchos caucásicos oriundos de zonas subárticas y templadas para vivir al trópico y estas pieles no soportan una intensa radiación solar en el trópico o zonas subtropicales.

La pigmentación para alcanzar un bronceado mas allá del tiempo normal y con radiaciones artificiales sin un límite, solo con la búsqueda de un color artificial para la piel, puede traer efectos negativos, y el cáncer de piel en personas en caucásicos nórdicas, es un hecho. Sin embargo, en los caucásicos mediterráneos dotados de una piel dedicada al sol, no presentan los mismos problemas, Las plantas tienen también un nivel de aceptación de radiación solar, si traes un pino siberiano al Caribe, se quema: una sueca por tres meses en Varadero recibiría una radiación que su organismo le sería difícil de compensar.

La creciente incidencia de cáncer de piel y envejecimiento cutáneo, respaldada por una amplia gama de estudios científicos, acabó por convencer a los adoradores del sol de que saber cómo hacerlo. Se creo otro problema muchos optaron radical y absolutamente como la fuente de trastornos para la salud.

Estamos de hecho tratando de hacer lo racional, es cierto que para algunas personas nacidas en altas latitudes no están aptas para solearse por horas: pero también existe una abrumadora cantidad de evidencias que el Sol es la fuente principal de energía del Planeta para todo el Planeta. Esta claro que el

Sol nos beneficia mucho mas que nos perjudica y que aprender a utilizarlo es muy beneficioso, en resumen, vemos las ventajas que nos trae el Sol, aunque sea solo minutos al día.

¿Qué mejora en su vida?

1. Huesos, La vitamina D es fundamental para la mineralización de los huesos y de los dientes. Los potentes rayos del sol se encargan de activarla.

2. Piel. La radiación solar ayuda a prevenir y a manejar el acné, y, en casos severos como la psoriasis, los rayos solares son determinantes para ayudar a remitir la enfermedad.

3. Defensas. El sol puede aumentar el número de glóbulos blancos en sus dos líneas, neutrófilos y linfocitos; estos conforman el primer escuadrón de defensa del organismo.

4. Grasas. Los niveles de colesterol se reducen en las personas durante los veranos; la luz solar es fundamental para metabolizarlo. Además, la gente hace más ejercicio cuando el día es luminoso.

5. Presión arterial. Cuando se dilatan las arterias de la piel se reduce la cantidad de sangre concentrada en los órganos. Esto baja la presión arterial, lo que es ideal para los hipertensos.

6. Corazón. El corazón se contrae por acción del calcio; cuando es insuficiente, las hormonas paratiroideas lo toman de los huesos para dárselo. Pero cuando una persona se asolea se disminuyen los niveles de estas hormonas.

7. Vida sexual. A quienes dicen que su libido se eleva en verano les cabe algo de razón. Los rayos del sol también incrementan ligeramente los niveles de testosterona, que en hombres y mujeres es la hormona del deseo.

8. Somnolencia. Los rayos ultravioletas regulan la producción de melatonina, hormona que ayuda a definir los ciclos de sueño. La luz solar reduce sus niveles, lo que ayuda a sentirse más despierto.

9. Estado de ánimo. La radiación del sol promueve la síntesis de la serotonina, una sustancia relacionada con el bienestar y que también ayuda a regular el sueño y hasta la conducta sexual.

10. Tumores. El sol promueve una protección natural frente a ciertos cánceres; al parecer, su acción es directa sobre algunas células, y, por efecto de la vitamina D, quienes toman el sol en forma regular tienen una menor incidencia de cáncer de mama y de colon.

Al tomar Sol tenga en cuenta:

El objetivo no es el bronceo, pues este es un signo de daño y repercute en el envejecimiento cutáneo. La evidencia disponible sugiere entre 5 y 10 minutos diarios de sol, de tres a cinco veces por semana, aportan grandes beneficios al organismo. Evite exponerse al sol entre las 10 de la mañana y las 4 de la tarde; en ese rango, los rayos del sol son más perpendiculares. Use siempre filtro solar, incluso en días nublados. Jamás espere a que la piel se enrojezca para interrumpir la toma de sol. Estas recomendaciones aplican para todas las edades, con los debidos cuidados. La luz solar no siempre es dañina. La radiación ultravioleta es parte del espectro electromagnético emitido por el sol. Se sabe que así como posibilita la fotosíntesis en las plantas y la síntesis de la vitamina D, también tiene efecto contra algunos gérmenes. Como esta radiación puede llegar a ser nociva, lo mejor es asolearse con prudencia.

Capitulo Cuatro

Las secreciones hormonales y el olfato en la función sexual

Nota: Cuando nos referimos al Olor, este elemento capaz de estimular la mucosa olfatoria es producto de las hormonas y a su vez la producción hormonal está en relación con la energía solar absorbida por el individuo.

INTRODUCCION.

A partir de una experiencia personal durante un caluroso verano se me abrió la incógnita cual podría ser la diferencia cualitativa y cuantitativa de las relaciones sexuales de las parejas en su primer encuentro con respecto a los posteriores, la incognita es cual es el motivo del cambio de calidad y cantidad con el tiempo, cual componente es el responsable del decrecimiento de la motivación por la actividad sexual entre las parejas con el devenir del tiempo.

Pero no fue hasta 1986 que se me presento la oportunidad de diseñar una investigación psicológica con varias condiciones controladas para responder sobre la cantidad de orgasmos y eyaculación que las parejas podrían tener en su primer encuentro suponiendo que el factor ambiental y el tiempo no había influido en que no hicieron todo lo que quisieron.

Entre los estudiantes de Medicina de Pregrado de Tercer, Cuarto y Quinto Ano del Hospital Militar "Carlos J. Finlay", pude conseguir unas 256 parejas, se controlaron las condiciones de normalidad de su sistema genitor reproductor y el equilibrio de sus procesos psicológicos. La edad estaba entre los 19 a los 22 años de edad.

Las preguntas estaban dirigidas a conocer las condiciones de excitación previas al primer coito, tiempo dedicado a los besos en la boca y otras caricias aun vestidas y en lugares públicos como Nigth Club, parques o zonas de permiso, lugares apartados, etc.

Sensaciones subjetivas sentidas por el macho y la respuesta en la hembra como tocamientos de senos, masturbaciones, cunnilingus, sexo oral, etc.

Se preguntaba en cada caso como se comportaban los órganos sexuales de cada uno con relación a la prestancia, humedad, tiempo de erección, sensaciones de ahogamiento, resequedad, si sentían mas o menos calor, sudoración profusa, etc.

Tiempo aproximado dedicado a cada actividad y calificación de esta en una escala del uno(1) al diez (10).

Uso de la masturbación antes y después del encuentro, frecuencia de esta, importancia del olor y sabor encontrado en los órganos como boca, senos, pene, vagina y ano.

Después de un largo trabajo de tabulación de las planillas de recogida de datos y se utilizo el cálculo de análisis de factores.

El tiempo promedio de preparación para esta actividad sexual a puerta cerrada era un promedio de 6 horas de actividades previas. La cantidad media de coitos dentro de una habitación en 4 horas como tiempo límite eran de 6,5 coitos en 4 horas, los hombres ejecutaban como promedio 5 eyaculaciones, con una frecuencia de 2,7 veces por acciones orales, no reportaron tiempo de pérdida de la erección y llegaron a tener hasta 3 coitos seguidos.

La segunda ocasión en que se reunían a puertas cerradas el tiempo previo no alcanzaba los 30 minutos y la cantidad de coitos era 2,8 veces. El tiempo de erección se reportaba con interrupciones después de la eyaculación con 20-30 o mas minutos de intervalo entre cada coito.

Las parejas de larga duración de más de 6 meses describían las excitaciones con menos de 5 y la cantidad de coitos a puertas cerradas era de 1,9.

Esta breve descripción de los datos recogidos muestra varios factores a tener en cuenta:

Tiempo Previo al Coito

Tiempo de Recuperación

Cantidad de coitos

Evaluación subjetiva de las sensaciones sexuales

 La descripción de una pareja ideal nos llevaría de la mano a crear una teoría que nos explicara las razones de la cantidad de coitos y la calidad de los mismos a partir del tiempo previo empleado donde el cuerpo recibió la verdadera y necesaria preparación para un desempeño sobresaliente.

En lo adelante nos encontramos la respuesta sobre la importancia de los diferentes factores que intervienen en el desempeño sexual.

Encontramos factores biológicos u orgánicos que conforman el organismo integralmente, pero especialmente nos detendremos en las funciones neuro fisiológicas y su vertiente psicológica, por lo cual, nos detendremos en los procesos orgánicos y los funcionales o sea los diferentes órganos que participan en la actividad de la reproducción, en tanto especie biológica los cuales de alguna manera determinan un especifico repertorio de conductas en cada ejemplar de las diferentes especies.

Biológicamente hablando, las conductas no son más que los diferentes cambios en el tiempo y el espacio de los de cualquier ente biológico pero también estas conductas implican determinadas puesta en marcha de complejos mecanismos internos (endocrinos) no evidentes para un observador, ya de todos es conocido por la atención que ha recibido de las diferentes Ciencias o especialidades.

El Principio de la Homeostasis, por ejemplo, juega un importante papel en las funciones de la circulación sanguínea, el tono muscular y en la organización de la puesta en marcha de todas estos por el Sistema Nervioso, apoyados por el Sistema Neuro Endocrino.

En el nivel psicológico, se procesan las informaciones procedentes del mundo exterior y crean las condiciones para un cambio de las sensaciones internas que se intensifican con la participación del refuerzo que aportan la afectividad y las emociones enriquecidas por la experiencia histórica de cada individuo en particular y el factor afectivo.

Para cada especie biológica hay un esquema de respuestas, las cuales funcionan como una cadena de actos que con continuidad   precisan resultados eficientes para garantizar función de la reproducción de cada especie.

La copula o el apareamiento es un esquema de conducta básico para el mantenimiento de las especies, sumamente complejo por la intervención en cada individuo de diferentes órganos y sistemas (masculino y femenino), siendo la respuesta integral o global del individuo, pero además con un resultado, que en si mismo tiene como estímulo una condición de satisfacción de una necesidad de primer orden condicionada.

El Hipotálamo y el Sistema Límbico del encéfalo está íntimamente ligada y son participantes activos de la expresión de las emociones y las conductas puramente instintivas, cuando se trata de los animales, ejemplo, de ellos las encontramos con los esquemas de conductas más primitivos para garantizar la defensa, supervivencia y la reproducción. Por lo tanto, el estudio de estos órganos ha sido terreno común, tanto para la Psicología como para la Neurofisiología Experimental.

La Copula es un esquema de respuestas reflejas que integra fisiológicamente en los Núcleos del Tallo Cerebral Bajo, pero también intervienen como elementos fisiológicos de la conducta en la, llamada Urgencia de Copular o penetrar con la pareja, se conoce que es controlado por el Sistema Límbico e Hipotalámico (2) otros autores (3) establecen una forma discriminativa que relaciona punto a punto, a las neuronas centrales y los efectores periféricos y se establece otra categoría de relación la Multisinaptica ubicada en la parte central del encéfalo, donde se originan los puntos fluctuantes, los cuales actúan en todo momento, pero siempre en estrecha relación de coordinación con los procesos Neuroquímicos, así la sinapsis hace intercambios con los vasos sanguíneos (capilares), este Sistema de acciones es conocido como preferencia porque regula las conductas más importantes o preferencias, en relación con el ambiente externo, manteniendo constante la base interior con relación a los eventos externos.

Los Mecanismo de Alerta o del nivel de conciencia está ubicado en el tallo cerebral, el conocido Sistema Activador Reticular Ascendente donde transitan axones que ejercen funciones o acciones tónicas de importantes zonas de la Corteza Cerebral.

La Formación Reticular ejecuta ciertas tareas de selección o filtro de estímulos que de continuo llegan a diferentes arreas de LOS RECEPTORES SENSORIALES, lo cual permite la respuesta adecuada a la exigencia del ambiente o situación. La definición de conducta debe tener como fundamento los estímulos sensoriales y de la experiencia previa del individuo, el cual, realiza cierta evaluación de los estímulo a partir del proceso de atención, orientado adecuadamente a su recepción de estímulos significativos para este momento, aquí y ahora, según este realmente engarzado con la orientación espacio temporal el individuo en cuestión, eliminando los restantes no importantes para cada evento o situación . (7).

LA IMAGEN SENSOPERCEPTUAL

Los telerreceptores sensoriales, el pensamiento, la memoria forman una imagen virtual que conocemos como Imaginación, que juegan un importante papel en la formación de la IMAGEN SENSOPERCEPTUAL de la pareja, siendo compleja en la medida que intervienen los procesos afectivos y emocionales directamente vinculados a la motivación, en otras palabras esta imagen perpetua es un recurso imaginativo creado por la influencia del medio social, la experiencia y las expectativas del individuo, en cuanto a la persona idealizada convertida subjetivamente en estimulo desencadenante de la excitación sexual a nivel puramente subjetivo.

En nuestra Cultura, por las peculiaridades de los hábitos y el modo de vida, esta "Imagen" de la pareja en la actividad sexual ha tomado un valoración significativa, sobrepasando quizás con creces a su verdadera función y dejando a un lado las sensaciones que biológicamente son determinantes en crear las condiciones necesarias para el desempeño exitoso y eficiente de la actividad sexual, como generadora de un placer integral, tanto en lo afectivo como en lo puramente biológico del orgasmo y la eyaculación.

En el caso humano toma una especial significación en la dimensión afectiva, ya que la actividad no solo cumple una función biológica, sino psicológica. Queda suficientemente esclarecido con todo este razonamiento, cuando nos percatamos que solo el Hombre, en tanto, especie, mantiene, relaciones sexuales fuera del estado de Celo, periodo de tiempo en que las condiciones hormonales preparan a la Hembra, para aceptar el acto del apareamiento y comenzar un ciclo de embarazo, parto y amamantamiento de la cría.

Para el Hombre, las relaciones sexuales dejan de ser una cadena de respuestas puramente instintivas condicionadas por puros factores biológicos con un orden establecido por un ciclo hormonal y temporal (ciclos del clima), para convertirse en el polo opuesto en la abrumadora mayoría de las acciones. Este brusco desempeño merece ser considerado para rescatar los poderosos resortes biológicos que desencadenan este esquema básico, sin lugar a dudas, para la reproducción y para el bienestar psicológico en todas las vertientes.

El abuso de la imaginación, impuesto por la introducción del pansexualismo que nos hace asociar el sexo a cualquier producto mercantil, lo mismo un automóvil que una hamburguesa, es a lo que nos induce la propaganda comercial creando distorsiones sutiles pero muy efectivas para convertir el sexo en una aberración que nos lleva a una catástrofe demográfica, psicológica y destructiva a todos los niveles.

El pansexualismo que describió Zigmund Freud, es cierto, el sexo para el homo sapiens dotado de un pensamiento abstracto, esta en su mano derecha para masturbarse o en una imagen, en un ejemplar de otra especie o en otro individuo del mismo sexo, concretamente esto es cierto, pero no necesariamente es correcto, es una conducta anormal, patológica y bizarra. Si aceptamos, que esto es normal, aceptaríamos la pederastia, la zoofilia, la necrofilia, y la homosexualidad como normal.

Capitulo Cinco

Factores detonantes de la conducta sexual

Los telerreceptores sensoriales, la vista, el oído, el olfato cada uno de ellos se ha desarrollado desde la filogenia para brindar información del medio.

Cada uno de ellos complementa la información de los demás, la vista juega un importante papel en los espacios abiertos y cuando la claridad es suficiente, pero esta se complementa con la información que facilita el oído, cuando el espacio y la luz no permiten el suficiente alcance a la visión y en situaciones más complejas, el oído orienta sobre la fuente de sonido, su ubicación espacial para que la visión entonces precise, el olfato genera informaciones sobre, lo que no se ve, ni, aun se puede oír. La defensa, la búsqueda de la alimentación y la pareja son los objetivos elementales de la supervivencia, la cual es facilitada por los telerreceptores.

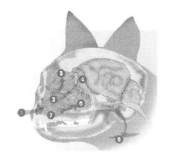

Sistema olfatorio del gato

En los animales, especialmente los mamíferos macrosmicos (los dotados de alta sensibilidad de olfacción, porque generalmente su hábitat es en la obscuridad o en espacios ilimitados), como hemos podido apreciar para la búsqueda de la pareja, la vista y el oído no juegan un importante papel, porque sencillamente no alcanzan para la localización del objetivo, la hembra, sin embargo, particularmente importante es el olfato, que permite al macho detectar la hembra a grandes distancias sin que medie la posibilidad de la vista y el oído. Conocido es que el estado menstrual genera producción de hormonas que son capaces de anunciar el estado de aceptación de la pareja, por el olor peculiar que emite. Estas hormonas forman verdaderas "caminos y señalizaciones" entre el espacio que media entre la hembra y el macho. La señal es "aquí te espero" ...

Con esta óptica, analizamos como el modo de vida ha ido evolucionado el uso de la capacidad del olfato humano, que prácticamente ha quedado para brindar información grosera sobre el estado higiénico de los alimentos, las ropas y el medio cercano que nos rodea, poco intervine el olfato en la orientación de búsqueda de alimentos, enemigos y mucho menos de la pareja. Solo en algunas ocupaciones laborales como cazadores, catadores de vinos, mieles, etc. existe desarrollado y en uso permanente la olfacción activa.

Neurobiológicamente hablando, si comparamos el volumen total del Bulbo Olfatorio y el Rinencéfalo del Hombre y otros mamíferos superiores, encontramos al Hombre, con capacidades de olfacción tan potentes, como el ratón y el perro, animales de más capacidad de olfacción, pero que precisamente por la falta de utilización, no alcanza la suficiente relevancia o subjetiva credibilidad en nuestro repertorio de conductas donde estas capacidades se hagan evidentes. No faltan evidencias experimentales que demuestran estas potencialidades del olfato humano, capacidad de detectar en bajísima proporción sustancias como la vainilla disuelta en agua destilada, además discriminar, si es sintética o natural, los experimentos con metil-mercaptano, almizcle y otras muchas sustancias. Por otra parte, en la actividad productiva los catadores de vino, café, drogas y otras sustancias han desarrollado muy sobresalientes capacidades olfatorias.

Existen vocablos para denominar diferentes reacciones provocadas por el olor, entre las mas comunes están las siguientes:

Barosmia', que es la excitación desencadenada por el olfato; Ozolagnia', la excitación sexual provocada por los olores fuertes; Renifleurismo', cuando la excitación proviene del olor a orina; Olfactofilia u Osmolagnia

Osmolagnia, cuando se trata de olores que provienen de las axilas o de los órganos genitales. Antolagnia, la excitación sexual que produce oler flores.

Estos conceptos nos brindan una información implícita, justamente que el deseo sexual se puede desencadenar por diferentes estimulaciones olfativas, una de las mas comunes es regalar flores, y cuando la dama es embriagada con la fragancia de la flor, sin ella saberlo comienza a excitarse con las hormonas que tienen el polen....entonces estamos en presencia de Antología, explica porque algunas mujeres sin saber ellas mismas porque son atraídas por hombres que no tienen un aceptable aseo personal y el olor a sudor descompuesto le provoca la excitación sexual y ellas piensan que es el hombre el que le gusta y realmente es solo la sensación olfativa la causante de la atracción sexual y no la persona como individuo.

Los chinos y otras culturas asiáticas acostumbran a utilizar el orine concentrado para crear la sensación de excitación sexual conocida como Renifleurismo. La línea farmacéutica asiática básicamente sus productos afrodisiacos contienen orine masculino y femenino concentrado y sin espantarnos mucho, la perfumería francesa utiliza el orine de gato como fijador, que contiene hormonas masculinas.

El bulbo olfatorio o lóbulo olfatorio es una región del `cerebro` de los `vertebrados` en la cual se interpretan las aferencias sensoriales de las terminaciones nerviosas de los receptores estimulados por `odori vectores` (olores).

Es una región del `sistema nervioso central` que procesa la información procedente del `epitelio olfatorio`, que es la parte anatómica capaz de detectar los olores.

El bulbo olfatorio trata y codifica esta información y la dirige a estructuras superiores del cerebro. Sus neuronas principales son las `células mitrales`; éstas reciben la información de las neuronas olfativas, la integran y la envían a través de sus `axones` a otras regiones cerebrales.

En el hombre, está situado encima de la placa cribosa del `hueso etmoides` (un hueso perforado por cuyas fenestraciones pasan los `nervios olfatorios`, axones que proceden de las neuronas del epitelio olfatorio situado en la `pituitaria amarilla` en contacto con el aire.

Profundizando en la olfacción, la medición de este receptor por su complejidad se compara con el umbral del olfato, la cual, la esa cantidad mínima requerida para ser identificada una sustancia como tal por un sujeto, por lo tanto, existen diferentes umbrales, para cada sustancia y cada individuo con relación a otro puede presentar diferencias. Resulta interesante conocer que a diferencia de otros receptores, la olfacción tiene una forma de adaptación peculiar porque la permanencia de un estímulo durante cierto tiempo y con el mismo nivel de intensidad, por reiteración hace desconectar la transmisión de este impulso nervioso, por lo cual deja de ser percibido al desconectarse la transmisión automáticamente, cualitativamente es   muy diferente a la visión y al propio oído.

La Fisiología de la Olfacción se fundamenta en que cuando una molécula cualquiera llega a la mucosa olfatoria, la identifica por comparación de su geometría y capacidad energética, conocida por el Espectro Arman y dentro de un Rango de Comparaciones, muy variable en función de cada individuo, época del año, clima, etc. es identificada y enviada el Código al rinencéfalo, o Cerebro de la Olfacción, estructura cerebral encargada de procesar esta información y coordinar la preparación del organismo integralmente para dar respuesta al estímulo oloroso identificado, por lo cual se relaciona entonces estrechamente con las Emociones, la Conducta de Defensa, Alimentación, Reproductiva, etc.

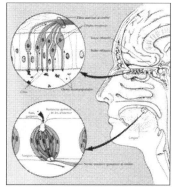

Las partículas con carga olfatoria pueden llegar a los conductos respiratorios, especialmente los nasales durante la fase de inspiración de la respiración, especialmente se activa este mecanismo cuando interrumpimos la secuencia normal de la respiración, para dedicarnos olfatear, es decir a pequeñas y entrecortadas inspiraciones con el objeto de aumentar el volumen de partículas en los conductos nasales, también la faringe, otra sección más profunda del conducto respiratorio es capaz de captar los olores, durante el escape del aire, es decir, en la fase de expiración, sin embargo, existe otra manifestación conocida como "Suspiro" la cual consiste, en *una respiración profunda inspirada por una pareja o estimulo que provoca perpetuamente una estimularon positiva,* conducta que aún persiste, aunque no somos capaces de interpretar de manera consciente, su valor de *señal para desencadenar el acercamiento y su potencial de energía sexual.*

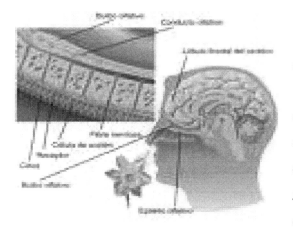

Los mamíferos todos están dotados de este conocido "Reflejo de Suspiro", la cual como ya hemos explicado, tiene un mayor volumen de intercambio aéreo con el medio, porque una vez detectadas estos olores `significativos` *, la circulación sanguínea de la lámina cribosa los traslada directamente a los centros del cerebro donde a su vez estimula la secreción de Neurotransmisores o mensajeros, para excitar los órganos que tomaran parte en el cortejo sexual.*

Experimentalmente se ha demostrado la perdida de capacidades por el poco uso, perdiéndose no pocas vivencias censo-perceptuales del ambiente, las no las tomamos en cuenta porque no prestamos la atención debida y además están bastante bien enmascaradas o casi se pierde con el permanente uso de desodorantes, perfumes y potentes jabones capaces de borrar casi, todas las huellas de las emanaciones de la piel y las diferentes partes del cuerpo, todos estos elementos culturales conspiran para que no sean estos estímulos olorosos lo suficientemente fuertes como para prestarles la suficiente atención a los diferentes olores del ambiente, las personas y las cosas que diariamente interacciones con nosotros.

Resulta difícil encontrar una persona que al hacer el recuento de un paseo no solo trate de lograr imágenes visuales agradables, sino que también trate de alcanzar los diferentes olores que brindan los diferentes lugares visitados, aún más difícil es que la persona logre encontrar el *"olor peculiar de su pareja"*. Sin embargo, tampoco estamos ausentes de que algunas personas manifiestan la impresión imborrable, ya positiva o negativa de determinado olor humano, logrando al menos dos útiles categorías, la de aceptación o de rechazo.

La alemana Ingelore Ebberfeld (2005) intenta saber qué función desempeñan los olores en nuestra sexualidad. Para elaborar su estudio realizó una encuesta en la que casi la mitad de los participantes afirmaron ser estimulados sexualmente por el olor de sus parejas e incluso un 8% de hombres y un 5% de mujeres "confesaron" haber recurrido a ropa anteriormente usada por sus parejas como instrumento de excitación.

http://www.encyclo.co.uk/define/Ingelore%20Ebberfeld

Tras el olor corporal sin perfumes, aparece en la lista el olor corporal perfumado (45%), el olor íntimo (31%), el olor después del acto sexual (26%) y el olor axilar (23%). Independientemente de los resortes que se disparan y activan en nuestro organismo ante ciertos estímulos olorosos, queda claro que los olores tienen mucho que ver en la comunicación sexual. En este sentido, juegan un papel muy importante las feromonas. Aunque no podemos percibir su olor, nuestro cuerpo reacciona ante su presencia e incluso influyen en la elección de la pareja, aunque, a diferencia de los demás animales, no reaccionamos automáticamente ante ellas.

Nuestro proceso complejo de socialización, así como diversas restricciones culturales, son las responsables de este relativo poder sexual de las feromonas en el ser humano. Por mucho que digan algunos fabricantes de perfumes y sustancias olorosas fabricadas a partir de feromonas... No es así de fácil. Imaginaos si no...

Mención especial en este aromático 'post' merecen los olores que expelen nuestros órganos genitales. Ya hemos comentado los efectos afrodisiacos que producen en algunas personas.

Por cierto, en el anecdotario sexual de la Historia circula la leyenda que atribuye a Napoleón y Josefina unas relaciones sexuales basadas en este aspecto. Parece ser que el emperador corso conminaba a su enamorada a no lavarse sus bajos fondos en los días previos a su reencuentro, después de alguna de las largas giras y campañas militares protagonizadas por el Emperador una excelente nota al respecto dice "Josefina. No te laves. Voy", dicen que puede leerse en alguna carta entre los dos amantes que ha llegado hasta nuestros días.

Los asturianos por su parte tienen una frase ilustrativa que repiten como muletillas humorísticas o eróticas, cuando se habla de intenciones sexuales "No te lo laves Nona que la vieja está en el rio"

Sea como sea, los olores corporales genitales tienen el efecto contrario al que estamos comentando en muchas personas. Repelen, dan asco y se lucha denodadamente para eliminarlos. A veces, tanto rigor higiénico puede ser perjudicial, llegando a alterar la naturaleza genital al usar jabones o desodorantes que irritan o se eliminan algunas bacterias beneficiosas para la salud de la vagina, por ejemplo.

Además, abusar de estos compuestos químicos puede provocar que pasen desapercibidos ciertos procesos infecciosos que suelen manifestarse precisamente con el olor... En cualquier caso, una buena higiene diaria siempre es aconsejable, como en el resto del cuerpo, pero sin obsesionarse ni arrancarse la piel a tiras.

Bien, no se trata de inducir a que volvamos a buscar las parejas como los animales en la etapa del celo, sino a rescatar todo lo positivo que este mecanismo elemental facilita, es bien importante saber que para la búsqueda de la pareja el Hombre de Hoy se apoya en una Escala de Valoraciones y Necesidades donde exige contemplar el nivel afectivo, ético e intelectual de su pareja, pero no existe contradicción cuando una vez cumplido estos requisitos de "Selección" de cada cual, se utilicen los estimuladores biológicos para alcanzar los más altos niveles de satisfacción sexual que pueden ser una importante vía para la estabilidad afectiva de la pareja y el equilibrio psicológico de cada uno de ellos.

 FACTORES DE LA EFICIENCIA DE LA ACTIVIDAD SEXUAL.

Teniendo en cuenta los valores afectivos e intelectuales de la pareja, partimos hacia un MODELO HIPOTETICO. Dentro del cual, exista un Vector de Atracción, Actitudes y Motivaciones Compartidas o Complementarias en la cual prevalece una aceptación y acercamiento de uno al otro, dentro de la pareja.

Debemos de contar con los olores naturales y normales del cuerpo humano, considerando para ellos, un nivel de Salud e Higiene aceptable.

El Aseo Personal no debe ser inmediatamente antes del contacto sexual, al menos deben transcurrir después del baño no menos de 4- 6 horas, para que las emanaciones naturales del cuerpo logren establecerse suficientemente. Los órganos sexuales deben solo ser objeto de un masaje de estimulación con agua, sin agentes químicos desinfectantes o de cualquier otro tipo.

Es recomendable dadas las características de los microorganismos que habitan en los alrededores de los órganos sexuales, no utilizar ropa interior que dificulte el libre acceso del aire, esto es un poderoso factor de equilibrio para la población de microorganismos, lo cual, no solo logra bilógicamente restablecer una higiene natural, además los olores serán restablecidos, siendo entonces realmente típicos de la vagina. La ventilación facilita la evaporación de la humedad de las secreciones y entonces la flora normal de defensa actúa en su medio natural, por otra parte, la luz, se encarga de actuar como siempre debía ser de agente bactericida, eliminando los gérmenes patógenos y putrefactos. Es de destacar, biológicamente nuestro cuerpo para mantener un equilibrio o normalidad en todas sus funciones, se supone, reciba aire y sol en todas sus partes, lo cual, normalmente no hacemos.

PATRON DE ESTIMULACIONES

Las relaciones sexuales son un tren de estimulaciones censo-perceptuales entre la pareja, los estímulos son variados e incluyen sabores, olores, sensaciones táctiles, auditivas donde se conforma un *continuum, pero este cortejo precisa de cierto orden para preparar el organismo para la máxima y resistente respuesta.*

Las violaciones en este orden pueden conducir a un factor de inhibición o freno, llegando a frustrar el objetivo de las relaciones.

La conducta sexual, en principio, consta de estímulos sensoriales y el análisis afectivo de los mismos, de quien los recibe y de quien los ejecuta y respuestas de tipo orgánico, como consecuencia de los mismos.

ORDENAMIENTO DE LAS ACCIONES

Cuando estas conductas parten con una función afectiva, que conocemos por AMOR, en su intension, entonces alcanzan un resultados nunca antes sentido, por quine las ejecute y por quien las recibe. Las caricias en la cabeza, cuello, la espalda y el cuero cabelludo preparan el Sistema Nervioso periférico, para aumentar el nivel de sensibilidad a las siguientes. Las orejas son centros nerviosos por donde pasan múltiples nervios que se irradian en varias direcciones, una de ellas, el cuero cabelludo, donde hace sentir cierto erizamiento y aumento de la sensibilidad para cualquier tipo de sensación. El efecto de los dientes sobre el cuero cabelludo es un especial estimulo, provocando conductas motoras en los brazos y el tronco, conocidas como retorcimientos. En la parte frontal de los hombris existen unos puntos situados donde el hueso de la clavícula se inserta con el musculo deltoidea, que al presionarlo con los dedos pulgares durante 30 o 40 segundos, aumenta la excitación significativamente.

Lo más importante es que cada una de estas conductas crea la llamada fase de identificación de la pareja, porque en el cuero cabelludo, en los oídos y a todo lo largo del centro de la espalda, existen unos poros especialmente gruesos por donde las emanaciones de hormonas sexuales identificadoras alcanzan el exterior, tratar de identificar estos olores en la pareja, conforma una estimulación primaria esencial para el logro de un buen comienzo en las relaciones sexuales. Rápidamente la pareja se percata de que el Reflejo de los Suspiros está actuando.

Es importante que ambos focalicen la atención de su pareja, comparándolos con los de diferentes partes del cuerpo y con los de otras ocasiones y el de otras parejas eventuales, para conducir directamente al Sistema Nervioso en su conjunto a ubicar espacio, temporal y en la persona a que se grabe en la memoria una huella con relación al estimulo, coloreado a su vez, con el tinte emocional de la actividad, en el futuro inmediato, estos estímulos podrán ser discriminados o identificados, porque en la memoria quedaron patrones o huellas con dicho código, así el Patrón obtenido logra la ejercitación de esta función y así será cada vez que la actividad sexual se realice, tomando en cada cual de acuerdo a sensibilidad una forma mas de ser peculiar y conocer la potencialidad de nuestra respuesta. Recuerde que las glándulas apocrinas producen un código único que identifica a cada individuo y trae consigo unas 150 informaciones diferentes sobre cada individuo.

BESO BOCA/BOCA

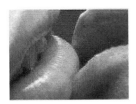

El beso boca/boca (bbb), reconocido elemento que refleja el afecto y la identificación de la pareja, es en la practica un intercambio de sabores, porque esencialmente no es mas que un intercambio de secreciones de la glándula sublingual con un vehículo transmisor, la saliva, la cual se segrega en grandes cantidades por una y otro miembro de la pareja.

Hay tres pares de glándulas salivales mayores:

Las dos más grandes son glándulas parótidas, que se encuentran una en cada mejilla sobre la mandíbula y en frente de las orejas. Dos glándulas submandibulares que se encuentran en la parte de atrás de la boca y a ambos lados de la mandíbula. Dos glándulas sublinguales que se encuentran por debajo del piso de la boca.

Todas las glándulas salivales secretan saliva en la boca a través de los conductos que se abren en diversos lugares de la misma y por tanto, hormonas identificativas.

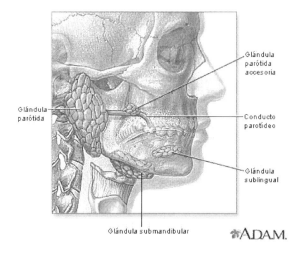

Junto con el olfato (con el que guarda mucha relación), el sentido del gusto es químico: se interpretan las moléculas que están en el aire o que nos tocan el interior de la boca. A ambos se suele unir un tercer quimio sentido, que usa miles de terminales nerviosas, especialmente en las superficies húmedas de los ojos, la nariz, la boca o la garganta, conectadas al nervio trigémino, que da lugar a sensaciones como el picante de una guindilla, el golpetazo que nos da oler amoniaco o el frescor de la menta.

Ciertos productos químicos que se disuelven en la saliva son los que estimulan unos receptores situados en las papilas gustativas de la lengua, el paladar, la epiglotis o la faringe, neuronas que se conectan a través de varios nervios craneales con el tálamo, que mandan señales repolarizaciones y despolarizaciones eléctricas- que activan el córtex gestatorio primario, situado en el lóbulo parietal ventral del cerebro.

Se suelen distinguir cuatro sabores básicos: el salado, que se recibe sobre todo en las zonas laterales y delanteras de la lengua, que son sensibles a los iones de sodio, aunque también a otros iones salinos; el amargo, al que son sensibles las papilas gustativas del fondo de la lengua, se debe a la presencia de iones de calcio y al trifosfato de inositol y algunos alcaloides; el ácido (a veces se le llama agrio), codificado por las zonas laterales de nuestra lengua, que es producido por ácidos debido a la presencia en ellos de iones de hidrógeno; y finalmente el dulce, que lo tenemos en la punta de la lengua, sensibilizado por la glucosa, los otros azúcares y otros carbohidratos, aunque también alcoholes y aldehídos. Realmente, los receptores son sensibles a todos los sabores, pero predominantemente a uno de ellos y por eso se suele hacer ese mapa de la lengua. También sentimos el gusto con las otras zonas mencionadas, haciendo todo ello un poco más complejo de lo que se creía a comienzos de siglo. En los últimos tiempos a veces se incluye un quinto sabor, el umami, producido por el glutamato. No todos lo hacen, porque realmente el glutamato lo que hace es potenciar la respuesta de las células sensoriales a los demás sabores.

El sentido del gusto es evolutivamente primitivo: un sistema necesario y lógico del organismo para detectar nutrientes y evitar toxinas. Los neuro fisiólogos utilizan actualmente todas las técnicas a mano, desde la bioinformática a la genómica, pasando por la bioquímica, la genética molecular, el análisis de la conducta de ratones transgénicos para comprender por un lado cómo se recibe la señal, a partir de una cierta sustancia dada, es decir, la manera en que una determinada molécula es capaz de activar potenciales neuronales, y por otro, cómo esa señal es procesada y almacenada.

En una misma célula receptora gustativa la señal producida va modulada por la presencia de una o más moléculas a las que sea sensible. Se ve que existe una especie de gramática involucrada en el proceso de la señale: según se estimulan y en qué grado diferentes células, se va componiendo una especie de palabra que se interpretará de manera diferente en la corteza cerebral.

Se encuentra además que las interacciones son a veces más fundamentales que las señales básicas. El gusto no es solamente gusto: están las sensaciones táctiles del interior de la cavidad bucal, está el olor. Hay muchos sabores que no son casi percibidos sin el olfato, como el chocolate y el café. Aún más, el gusto se relaciona con los niveles de procesamiento superior de la información, como la memoria y el aprendizaje: por ejemplo, uno de los condicionamientos más fuertes que existe es el llamado aversivo gustativo.

Ante una situación en que se ha ingerido algo y luego de un malestar, aprendemos inmediatamente a no tolerar nada que sepa igual, o que se le parezca lo bastante como para hacernos pensar que sabe a eso. Un condicionamiento capaz de mantenerse durante toda la vida, y que se adquiere, por así decirlo, en una sola toma. Se ha comprobado que el sentido del gusto de cada persona suele condicionar su dieta: aunque parece obvio decir que uno tiende a comer lo que le gusta, lo cierto es que esto sucede en un nivel mucho más físico de lo que creemos que es.

En cierto modo, debido a cómo percibimos un sabor, seremos más proclives o no a alimentarnos con lo que así sabe. Unamos a esto la manera en que un sabor (y mucho más un olor) evoca situaciones pasadas, que inevitablemente calificaremos como placenteras o incómodas. Desde luego, la cuestión del aprendizaje es fundamental: por ejemplo, los niños tienen que aprender que algunas cosas son "caca". Por este motivo desde hace muchos años se sabe que es necesario ensenar de la manera mas adecuada el significado de la palabra "NO", la cual se impone como el primer organizador de la conducta del ser humano.

Las células gestatorias se remplazan a lo largo de la vida, como les pasa a las olfatorias, cosa que no sucede con las otras células nerviosas sensoriales. Su número y su funcionalidad aparecen por un lado determinados por la herencia, pero también cambian debido a múltiples factores a lo largo de la vida. Se estima que una tercera parte de la población sufre cotidianamente alteraciones en el gusto.

Hay gente que sufre de ageusia (o sea, falta de gusto), o al menos hipogeusia (escasa sensibilidad al mismo, como la producida por el tabaquismo). Sumando los trastornos llamados hipogeusia (sensibilidad al gusto exagerada) o las disgeusias, en que la percepción es anómala, tenemos un abanico de población que tiene el gusto alterado.

Algunas investigaciones han encontrado que hay supergéusicos, casi un 25% de la población posiblemente, que tienen más capacidad de ser sensibles a los sabores que los demás.

En los últimos años la genética molecular se ha utilizado para comprender los mecanismos que activan la sensibilidad al gusto de moléculas específicas. En 1999 se encontraron, en ratas de laboratorio, los primeros genes específicos relacionados con esas proteínas. Y en mayo de este año dos grupos de investigación presentaban independientemente la primera identificación de un gen que codifica la sensación de dulzor en el hombre. Se cree que alteraciones en estos y otros genes que modulan el sentido del gusto pueden ser responsables de muchos de los trastornos, cabe pensar, en el futuro podrán ser tratados de forma más efectiva.

En el labio superior existe un punto de estimulación nerviosa de la actividad sexual, que necesariamente por el contacto de ambas bocas se contactan, de esta manera se logra determinado incremento de una vía mas para el aumento de la estimulación.

Este punto está situado debajo del centro de la nariz y es un punto importante de la excitación sexual básica, la erección del clítoris y del pene

La función de los besos boca a boca (bbb) tiene capital importancia ya que actúa como directo mediador de la erección parcial del pene, pues el dietil etil bestrol segregado por la Glándula Sublingual es muy rápido en actuar, pero a su vez, no tiene efecto permanente, ni siquiera a mediano plazo, en su acción de cerrar la válvula de los cuerpos pudendos del pene, los cuales mantienen la erección del pene.

Capitulo Seis

Los órganos reproductivos

Las diferentes partes del pene: el *cuerpo* y el *glande*.

El glande

El glande se presenta de forma cónica, está cubierto por una mucosa de color rosado cuando el pene está en estado de flacidez, y se vuelve rojo intenso cuando el está excitado, en estado de erección.

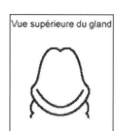

A la punta del glande se puede observar la presencia de un pequeño agujero: el meato uretral. Este pequeño agujero constituye la extremidad de la uretra (por donde salen la orina y el esperma).

La base superior del glande se presenta de forma circular; se trata del surco del glande, es el límite del sillón balano-prepucial. Ocurre que el surco del glande esté cubierto de perlitas blancas, lo que es normal y tiene una secreción muy especial llamada esmegma que es una sustancia Blanca consistente y de fétido olor.

La función de la esmegma es muy importante dentro del contexto de la reproducción, pues la misma lleva un sello genético que al hacer contacto durante las relaciones sexuales con la vagina deja esta sustancia impregnada y facilita que el ovulo quede de alguna manera pegado a las paredes del útero, de lo contrario se expulsaría y otra de sus funciones es limitar que diferentes especies biológicas tengan exitosa reproducción, pues en estado salvaje en ocasiones las especies tienen sexo entre si, pero el ovulo no tiene el pegamento que lo detenga para comenzar la fecundación del ovulo por los espermatozoides.

Se ha podido conocer que el efecto de la esmegma en otras especies o razas humanas puede ser cancerígena.

La piel que cubre el glande se llama prepucio y está impregnada de una producción de un líquido como una crema de color blanco: el esmegma. El glande es una parte del pene muy sensible para el hombre, se puede fácilmente irritarse o infectarse, por eso se recomienda fuertemente una higiene cotidiana. Para limpiar el glande, sólo hace falta tirar el prepucio hacia atrás y aclararlo con agua y un poco de jabón con Ph neutro.

El pene

El pene se conforma por tres cilindros paralelos separados. Los dos cilindros adyacentes, cuerpos cavernosos, se encargan de la función eréctil del pene. El tercer cilindro es el llamado cuerpo esponjoso por donde transita la uretra o conducto de la orina o del semen.

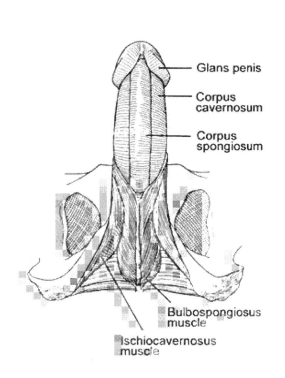

Además, cada uno de estos cilindros está recubierto por una película muy resistente llamada túnica albugínea. Existe otra membrana que se endurece al llenarse de sangre, lo que permite la rigidez necesaria para una penetración.

El cuerpo del pene está sujetado al hueso coxal y a los músculos « ABS » situados al centro de los abdominales, y también a los músculos del recto que se unen a la cobertura del pene.

Esta gruesa capa se llama el ligamento frondiforma, y cuando se secciona (caso de la operación de extensión del pene), el falo en erección tiende a mirar simplemente hacia abajo, en lugar de estar pegado al cuerpo como es el caso en una erección normal.

Trascendencia del Falo

Las dimensiones del pene dependen de varios factores, como lo es el estado de animo de la persona, si está feliz o no, triste, estresada, cansada o también, depende del tiempo. El ejemplo famoso de que por tiempos fríos, el tamaño del pene del hombre se puede reducir bastante es muy significativo. Por eso, siempre se recomienda medir el tamaño del pene cuando está en estado de erección, y cuando se está en forma, porque aquí también, aunque en erección, si uno está cansado, el tamaño de su pene se verá reducido. Hoy se conoce que la cantidad de oxido nítrico en la sangre determina la dimensión del pene.

El sexo en la Mitología

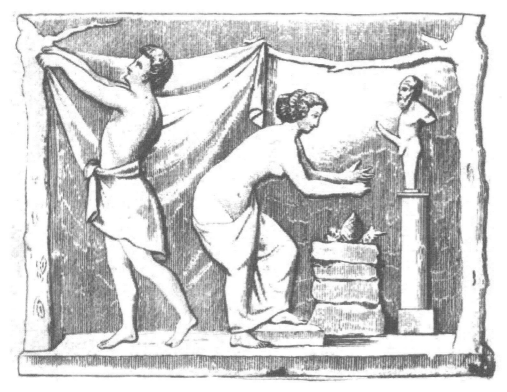

Príapo, se solía representar con un enorme `falo` en perpetua erección o en posición fálica, símbolo de la fuerza fecundadora de la `naturaleza`. Los `romanos` solían colocar en sus jardines estatuas de Príapo, normalmente con la forma de toscas `hermas` de madera de higuera, manchadas de `bermellón` (de aquí que el dios fuese llamado *ruber* o *rubicundus*), con un enorme falo erecto, llevando fruta en su ropa y una hoz o una `cornucopia` en la mano. Su función era la de garantizar una abundante `cosecha`. Príapo alejaba el `mal de ojo` y su estatua protegía las huertas de los ladrones. Como otras divinidades protectoras de las artes agrícolas, se le creía poseedor de poderes proféticos, y a veces se le menciona en plural.

Sin embargo, otros muestran cómo los poetas inventaron situaciones cómicas y obscenas para Príapo, otorgándole una prominencia literaria mayor de la que gozó en los ritos y la religión, si bien las figuras fálicas enmascaradas destacaban en muchas ocasiones festivas, tanto en Grecia como en el mundo romano.

Según algunos mitógrafos, sus lugares originarios de culto eran las ciudades de Asia Menor situadas en el Helesponto, particularmente Lámpsaco. Por esto a veces era llamado «Helespóntico».[1] Más tarde, su culto se difundiría por Grecia e Italia. Los poetas griegos más antiguos, como Homero o Hesíodo, no mencionan Príapo y Estrabón[2] afirma expresamente que sólo tardíamente fue objeto de adoración divina.

Príapo tenía tantos rasgos en común con los otros dioses de la fertilidad que los órficos le identificaban con sus místicos Dioniso, Hermes, Helios y demás. Las leyendas áticas le relacionan con seres tan sensuales y licenciosos como Conisalos, Ortanes, Fonile y Ticone. En cierta manera su equivalente en la mitología romana, donde fue mucho más popular que en la griega, era Mutinus Mutunus, la personificación del poder fructífero de la naturaleza.

Luciano cuenta en *Sobre la danza* que Bitinia Príapo era considerado un dios guerrero, un tutor rústico del infante Ares.

Príapo también es reconocido como un santo en la Ecclesia Gnostica

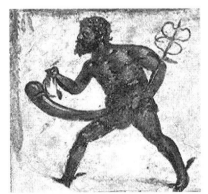

Nacimiento de Priapo-Mercurio

Príapo suele ser considerado hijo de Dionisio y Afrodita. Se dice que ésta había cedido a los abrazos de Dionisio, pero durante la expedición de éste a la India le fue infiel y vivió con Adonis (quien sería su padre según un escolio *Sobre Licofrón* señalado por Kerényi 1951). A la vuelta de Dionisio Afrodita volvió a su lado, pero pronto le abandonó de nuevo y marchó a Lampaceo para dar a luz al hijo del Dios. Hera, decepcionada por la conducta de Afrodita, la tocó y su poder mágico hizo que alumbrase un hijo extremadamente feo y con unos genitales inusualmente grandes. En Helicón

(Beocia) el escritor y viajero Pausanias señalaba una estatua de Príapo que era «digna de verse»:

Este dios es adorado donde las cabras y ovejas pastan o donde hay enjambres de abejas, pero la gente de Lámpsaco le adora más que a ningún otro dios, llamándole hijo de Dioniso y Afrodita.[3]

Para saber más sobre la historia de cualquier objeto , es necesario buscar en el Arte y la Religión. El pene obviamente ha existido durante miles de años, pero no siempre es fácil encontrarlo en el Arte, pues casi siempre aparece tapado. Esculturas antiguas del pene o falo, existen en todas partes del mundo. Un pequeño número de filósofos, los dioses griegos y otras personas prominentes ha sido esculpido desnuda para bien de las Artes. Uno de los más famosos están los 28.000 año "Hohle falo" encontrado en la cueva Hohle Fels. David de Michelangel es otro ejemplo más reciente del siglo XVI. Una hebilla de cinturón famoso fue creado debido al polémico arte de Aubrey Beardsley. Su ilustración notorio, los embajadores Lacedemonia fue la raíz de esta tendencia de moda en el siglo XIX. Hoy en día, sin duda, hay ninguna falta de penes en el arte como combinar el cuerpo desnudo con el arte ya no es tanto de un tabú como solía ser. Religión: El tema del pene en las primeras civilizaciones:

Egipto

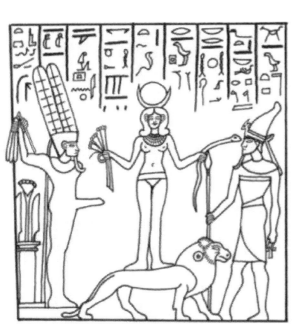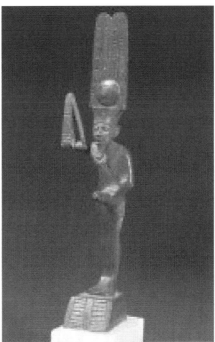

Min era un antiguo dios egipcio de la fertilidad. En el arte egipcio y estatuas, Min se muestra siempre con su polla en su mano izquierda y un flotante era en su mano derecha levantada. Un latigo , en caso de que usted se pregunta, es una especie de látigo utilizado para separar el grano, o a juzgar por la erección.

Min alcanzó prominencia durante la época del Imperio Medio, 2050 a. C., y por la época del Imperio Nuevo (1550 a. C.) fue la figura central en la ceremonia de coronación de cada nuevo faraón. Esto implicó un ritual en el que sería el nuevo faraón que él podría eyacular, y Min estaba allí para asegurarse de que el rey no era tiro espacios en blanco. No está seguro de lo que el castigo era si el rey no podía disparar uno, y no queremos

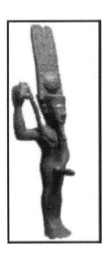

saber. ¿Qué tamaño tiene? Saben, algunas cosas son más importantes que el tamaño. Hace siglos, Egipto se convirtió al Islam, con unos pocos cristianos y judíos que se produce en, por lo que nadie realmente sigue el pene de Min. Pero a la vez Min fue una deidad principal de todo el imperio egipcio, con cientos de miles que lo adoran. Hoy la ciudad moderna de Panópolis está construido sobre las ruinas del templo de Min, donde excavación sólo acaba de empezar en 1991, pero las fuentes antiguas sugieren que estatuas de él podrían ser 55 pies de altura o más, dando el amiguista unos ocho pies de varilla de Dios.

De rodillas: En el templo de Min, adoradores frotan las hojas de la planta de lechuga egipcio (Lactuca serriola), algunas variedades de las cuales son altos, recta y ronda, y que podría emitir una savia de color blanco lechosa. Templo de Min, adoradores frotan las hojas de la planta de lechuga egipcio (Lactuca serriola), algunas variedades de las cuales son altos, recta y ronda, y que podría emitir una savia de color blanco lechosa. Sí, masturbaba lechuga. La sap contenía un químico llamado lactucarium, que en grandes dosis tiene un efecto en el cuerpo similar a la cocaína. En el festival de la cosecha cada año, desnudos, los egipcios competían, la más importante de los cuales estaba escalando un poste gigante, con premios especiales para quien llegó a la parte superior. Nos hubiera pensado el Premio iría a la persona que podría subir y bajar la encuesta una y otra vez en un movimiento rítmico, pero no escribimos las reglas.
Read more: 5 Inspiring Religions That Worship Penises | Cracked.com

http://www.cracked.com/article_16103_5-inspiring-religions-that-worship-penises.html#ixzz1SToD5T6Y

Saxo en Africa

Ritos de paso en muchas culturas se utilizan para marcar la transición socialmente reconocida a la madurez sexual. Entre algunas de las sociedades indígenas de África y Australia, intencionalmente dolorosa cirugía genital ha sido parte integral de esos ritos de iniciación. Para los niños, esto implica la circuncisión o subincisión. La circuncisión es eliminar todo o parte del prepucio del pene, normalmente con un cuchillo. Subincisión es de corte en el lado del pene o haciendo un hueco totalmente a través de él. Para las niñas, cirugía genital relacionada con ritos de paso normalmente implica la clitoridectomía (o "circuncisión femenina") o infibulación. Clitoridectomía es corte de todo o parte del clítoris y a veces todo o parte de los labios. Infibulación es cerrar parcialmente fuera de la apertura a la vagina por costura, fijación o pinzamiento de parte de la vulva. Muchas sociedades amerindias públicamente celebran primera menstruación de la niña.

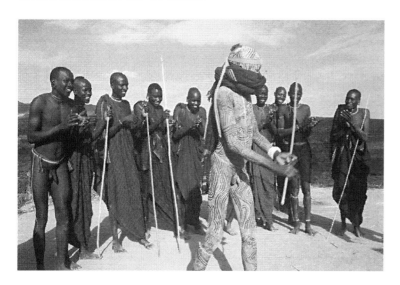

Joven Surma (Suri) guerreros preparándose para una Ceremonia de Iniciación, el rito de la presentación es desnudo.

Africa

Con el cuerpo pintado con intrincados diseños utilizando la arcilla. Los hombres llevan palos que se utilizan en un "donga" o el partido de combate con palos. Chicas solteras jóvenes observan los concursos y seleccionan a los vencedores para tener relaciones sexuales con ellos.

En la imagen anterior, un joven Surma participa en una danza tribal antes de la ceremonia "donga". Durante la ceremonia de los ghting Surma, los hombres usan polos de seis a ocho pies a luchar entre sí.
Este ritual se cree que una vez han funcionado como un ritual utilizado antes de atacar a otras tribus cuya función era mejorar el comportamiento hostil de los guerreros. Aunque varias tribus africanas practican la lucha con cujes o palos, la ceremonia no es inter tribales con diferentes tribus compitiendo contra otros.
La ceremonia es estrictamente intra-tribal con participantes de diversas aldeas de la misma tribu africana que participan en el ritual.

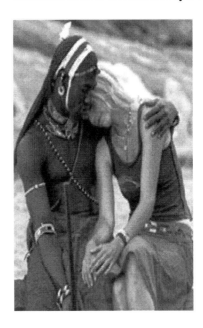 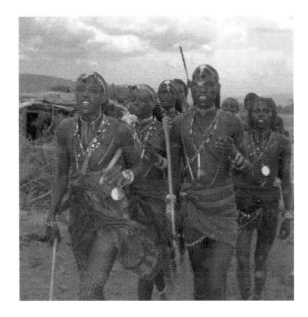

Las Tribus Masái son ganaderos, se alimentan con sangre del ganado, tienen una gran masa muscular y la estatura siempre superior a los 6 pies.

Los guerreros de las Tribus Masái

Muchos antropólogos y psicólogos han estudiado los secretos de la tribu africana en detalle (como Ford y playa en Page 188 de su clásico de 1951) etiqueta de la tribu Masái "permisiva" y con razón. Observar lo siguiente sobre esta tribu africana; Aunque los hombres son estrictamente prohibidos tener sexo con una mujer circuncidados (un hombre debe esperar hasta que son circuncidados. Si se ven envueltos infringiendo esta ley, la persona será multado, así como su padre, la madre. Y no es sólo que el circunciso del pueblo tendrá una vaca de la persona como castigo). * Los Masái tienen la creencia que los senos de una niña de sólo pueden desarrollarse cuando un hombre ha mantenido relaciones sexuales con ella. (Von Mitzlaff, 1988 [1994:p80]).

Por esta razón las muchachas jóvenes pueden tener sexo con los guerreros antes de que lleguen a la pubertad y antes de que se circuncidan también significa que no puede quedar embarazadas. "Los masáis tienen una creencia generalizada de que el semen ayuda a una chica para desarrollar físicamente. Morans (jóvenes guerreros) se consideran el máximo exponente... * Hay libre acceso sexual de sus compañeros de edad del marido a un compañero esposa o esposas. El Guerrero sólo va a ella en su cama matrimonial y simplemente entierra una lanza en la entrada para mantener a su marido y otros compañeros de edad distancia durante el acto. * En el coito de guerreros con niñas inmaduras [ditos] un guerrero elige un dito cuando él quiera y regala a su madre numerosos regalos pero ya no es un matrimonio para entregar vacas o cabras. Igualmente, Johnston (1902, II:p824) escribió que se recogen las niñas Masái de 8 a 13 años por jóvenes guerreros, después de que tienen relaciones sexuales, "que se considera en absoluto ser inmoral, porque las chicas son menores de edad y por lo tanto, no pueden concebir". ¡Las niñas son a menudo prometidas en matrimonio a una edad temprana, incluso antes de su nacimiento! ". Leakey 1930:p197-8) escribe que las niñas Masái de Kenia de hermanos viven en manyatas para dormir "desde muy temprana edad, mucho antes de la pubertad, en la misma cama que las parejas en las relaciones sexuales; e incluso los hombres mantienen relaciones sexuales con las pre adolescentes, seguros que no tendrán embarazo....

Casos espectaculares

http://mindsparker.com/cultures/african-bubal-tribe-the-giant-testicles/

Aunque tiene abundantes recursos naturales, África sigue siendo el continente más subdesarrollado y más pobres del mundo. La pobreza, analfabetismo, malnutrición y insuficiente abastecimiento de agua y saneamiento, así como problemas de salud, afecta a una gran proporción de las personas que residen en el continente africano, y esto es lo que pasa a la tribu Bubal.

Por lo tanto, la gente de la tribu Búbal solo tienen una riqueza: vacas, como valor de cambio . Occidente supo que por tomar la secresion menstrual de las vacas ayuda contra enfermedades como el raquitismo, escorbuto y leucemia. Esta es una tradición muy inusual y única: sus hijos succionan la vagina de la vaca hasta que se casan. La tribu considera por lamiendo de vagina hace posibles guerreros mas vaientes y vacas mas felices….

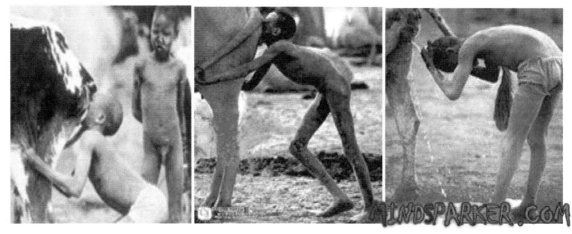

Científicos italianos han descubierto recientemente que menstruacion de las vacas es una fuente de estas vitaminas como la B6, B12, E y f. Además, forma la deficiencia de hierro, magnesio, fósforo, calcio y potasio. Es por eso, creo que los científicos, vacas protegen la tribu de la enfermedad más horrible de la región: anemia (la falta de hemoglobina).

Grandes Testículos

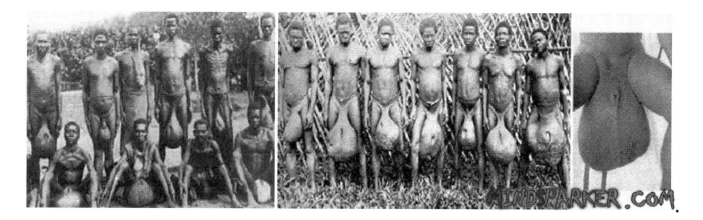

Tribus del áfrica que se hacen crecer los testículos con golpes y tensiones....estos los verdaderos Coj... algunos logran utilizarlos como silla...un ejemplo para los cirujanos occidentales, los africanos agrandan los testículos de manera simple, sin embargo, el alargamiento del pene trae muchas muertes en el quirófano.

Estadísticas del Pene:

Métodos: Para medir el pene con mediciones más precisas, se ha recomendado que se observen determinadas condiciones en diferentes momentos, preferiblemente con diferentes erecciones en días diferentes. Entonces promediar todas las cifras obtenidas. Esto es para tener en cuenta lo que puede ser la variabilidad natural de tamaño debido a factores como el nivel de excitación, la hora del día, la temperatura, la frecuencia de la actividad sexual y la falta de fiabilidad de los métodos de medición, ya que esta puede ser tomada por el propio individuo o por personal clínico.

Largo

La longitud puede medirse con el sujeto de pie y el pene en paralelo al piso. El pene se mide a lo largo de la parte superior, desde la base hasta la punta. Los resultados son inexacto si se toma la medida a lo largo de la parte inferior del pene o si el sujeto está sentado o acostado.

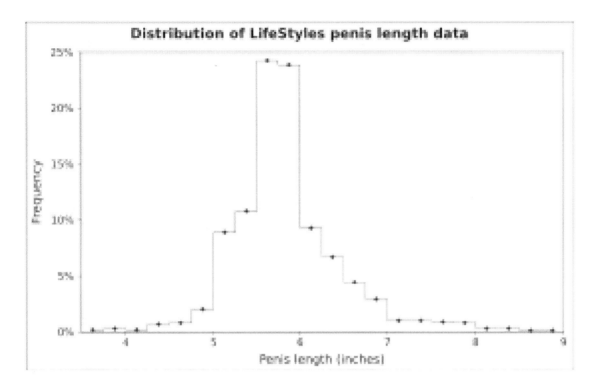

Distribution of LifeStyles penis length data

Grueso

La circunferencia del pene es la medición alrededor completamente erecta. La mayor precisión se ha obtenido tomando el promedio de tres mediciones en diferentes lugares del pene a cada individuo:

a. justo debajo del glande del pene, en el centro de eje y en la base.[2]

Resultados:

Las mediciones auto informadas medidas tienden a ser poco fiable porque los hombres a menudo desean informar tamaño del pene con una medida superior a la real y ha sido necesario medirlo con personal clínico. Estudios sobre el tamaño del pene mientras resultados varían entre los estudios, el consenso es que el pene humano promedio es aproximadamente:

Media del largo: 12.9–15 cm (5.1–5.9 plg.) en (10,7 cm, 19.1 cm) de longitud con un intervalo de confianza de 95%

Media de Grueso o circunferencia: 12,3 cm (4.85) cuando totalmente erecto.

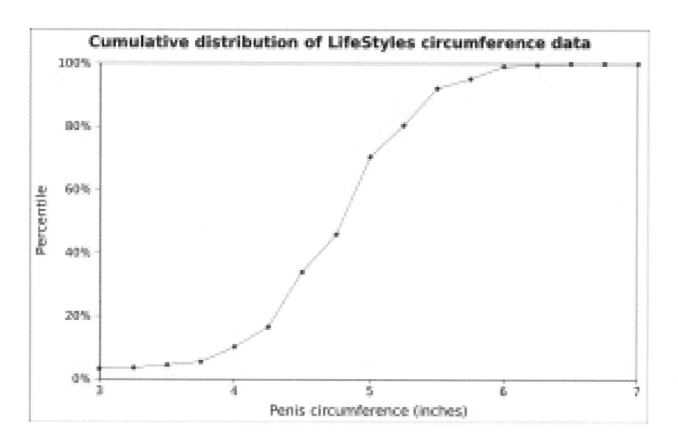

Estudios de investigación individuales... han sugerido que el tamaño del pene es más pequeño en estudios centrados en hombres mayores, pero Wylie y Eardley no encontraron generales diferencias cuando recopilaron los resultados de varios estudios [durante un período de 60 años]."[10]

Erigir la longitud que se han realizado varios estudios científicos sobre la longitud erecta el pene para adultos. Los estudios que se han basado en self-measurement, los de encuestas por Internet, incluidos informaron sistemáticamente un promedio superior a los que médicos usados o métodos científicos para obtener medidas.[8][11] Los siguientes estudios mide personal son cada uno compuesto de diferentes subgrupos de la población humana (rango de edad es decir específicos o raza; selección de aquellas personas con problemas médicos sexuales o auto-selección) que podría causar un sesgo de la muestra.[11][12]

Un estudio publicado en septiembre de 1996 diario de Urología concluyó ese promedio erecto longitud fue 12,9 cm (5,08) (medida por personal).[6] El propósito del estudio fue "proporcionar directrices de longitud del pene y circunferencia para ayudar a aconsejar a las pacientes teniendo en cuenta el aumento del pene". Erección fue inducido farmacológicamente en 80 hombres estadounidenses físicamente normales (variable de etnia, edad promedio 54). Se concluyó: "ni paciente edad ni el tamaño del pene flácido predijo con exactitud longitud eréctil." Un estudio publicado en diciembre de 2000 diario internacional de investigación de impotencia encontró que la longitud del pene erecto promedio en 50 hombres del Cáucaso judía era 13,6 cm (5,35) (medida por personal).[7] Cita: "el objetivo de este estudio prospectivo fue identificar los parámetros clínicos y de ingeniería del pene flácido para predicción de tamaño del pene en erección." Erección fue inducido farmacológicamente en 50 pacientes caucásicas judío que habían sido evaluados para la disfunción eréctil (47±14y de edad promedio). Los pacientes con anomalías del pene o cuya ED podría ser atribuido a más de un origen psicológico se omite en el estudio.

Un estudio realizado por estilos de vida preservativos encontró un promedio de 14,9 cm (5.9) con una desviación estándar de 2,1 cm (0,8) (medida por personal). El propósito de este estudio es garantizar adecuadamente preservativos tamaños disponibles. 401 estudiantes universitarios se ofrecieron a medir durante las vacaciones de primavera 2001 en Cancún, México, de los cuales 300 ganó una erección a medir clínicamente (sin ayuda farmacológica).

Las medidas eficaces de 300 hace este estudio duplicar el tamaño de cualquier estudio previo que personal médico se utiliza para medir el tamaño del pene [13] (pero la muestra es más representativo de los estudiantes de colegio estadounidense masculino visita Cancún y con muchas ganas tener sus penes medidos, lo que es de toda la población estadounidense masculina).

 Circunferencia erecto estudio el estilo de vida de Cancún encuentra a un promedio de 12,6 cm (5.0) con una desviación estándar de 1,3 cm (0,5).[8] Resultados similares existen en cuanto a estudios de la circunferencia del pene erecto totalmente para adultos, con la medida tomada mid-shaft.[cita requerida] Como en longitud, estudios que dependían constantemente self-measurement informaron un promedio mayor que aquellos con personal de medición. Longitud fláccida un estudio encontró la longitud media de pene flácido ser 3,5 pulgadas (8,9 cm) (medidas por personal).[6] La longitud del pene flácido no necesariamente corresponde a la longitud del pene erecto; algunos penes pequeños flácidas pueden crecer mucho más grandes, y algunos más grandes penes flácidos no pueden crecer mucho más grandes.

El pene y escroto pueden contraerse involuntariamente en reacción a las bajas temperaturas o nerviosismo, que se refiere el término "contracción", debido a la acción por el músculo cremáster.

El mismo problema afecta a usuarios de moto ciclista y jinete, con presión prolongada sobre el perineo desde la silla de montar y agotar el ejercicio causando el pene y escroto contraerse involuntariamente que a veces se conoce como "bolas de gimnasio" o "bolas de silla de montar".

Una silla incorrecta en última instancia puede causar disfunción eréctil (véase presión entrepierna para obtener más información). Penes cortos cuando flácida pero más promedio cuando erecto se conocen coloquialmente como "cultivadores", donde los que tienen mayor longitud flácida que aumentan poco cuando erecto se conocen como "duchas".

Estadística de los penes por diferentes países:

País	Media en erección	Media en flacidez	País	Media en erección	Media en flacidez
Francia	16 cm	12 cm	Japón	8 cm	8 cm
Italia	15 cm	10 cm	Brazil	13 cm	NC
Mejico	8,9 cm	NC	USA	12,9 cm	8,8 cm

País				País			
Alemania	14,48 cm	8 cm		Venezuela	10,7 cm	9,5 cm	
Colombia	8,9 cm	5,95 cm		Grecia	12 cm	NC	
España	13, 58 cm	8,8 cm		India	9,2 cm	NC	
Chile	10,3 cm	NC		Corea	8,6 cm	6,9 cm	

Tecnicas Quirurgicas de Alargamiento de Pene.

Técnica de ampliación utilizadas para el pene se conoce como falo plastia y se han hecho muchas investigaciones para conocer la certeza de los diagnósticos de los penes cortos. Existen dos formas básicas de la ampliación del pene: [14] la cirugía de alargamiento de pene implica la liberación del ligamento de fundiforme y el ligamento suspensorio que atribuye los órganos eréctil 2 para el pubis.

 Una vez que se han reducido estos ligamentos, parte del eje del pene cae hacia adelante y se extiende, ampliando el pene en 2-3 cm. pene ampliación con inyección de PMMA. Este método implica la inyección de silicona, PMMA [15] y otros materiales en el pene y escroto.

Otro estudio publicado en septiembre de 1996 por el Diario de Urología concluyó ese promedio erecto longitud fue 12,9 cm (5,08) (medida por personal clínico).[6] El propósito del estudio fue "proporcionar directrices de longitud del pene y circunferencia para ayudar a aconsejar a las pacientes teniendo en cuenta el aumento del pene". Erección fue inducido farmacológicamente en 80 hombres estadounidenses físicamente normales (variable de etnia, edad promedio 54). Se concluyó: "ni paciente edad ni el tamaño del pene flácido predijo con exactitud longitud eréctil." Un estudio publicado en diciembre de 2000 diario internacional de investigación de impotencia encontró que la longitud del pene erecto promedio en 50 hombres del Cáucaso judía era 13,6 cm (5,35) (medida por personal).[7] Cita: "el objetivo de este estudio prospectivo fue identificar los parámetros clínicos y de ingeniería del pene flácido para predicción de tamaño del pene en erección.

" Erección fue inducido farmacológicamente en 50 pacientes caucásicas judío que habían sido evaluados para la disfunción eréctil (47±14y de edad promedio). Los pacientes con anomalías del pene o cuya ED podría ser atribuido a más de un origen psicológico. Un estudio realizado por una compañía productora de preservativos Life Style encontró un promedio de 14,9 cm (5.9) con una desviación estándar de 2,1 cm (0,8) (medida por personal).[8] El propósito de este estudio es garantizar adecuadamente los preservativos disponibles por tamaños para esto ellos midieron unos 401 estudiantes universitarios que se ofrecieron a ser medidos durante las vacaciones de primavera 2001 en Cancún, México, de los cuales 300 ganó una erección a medir clínicamente (sin ayuda farmacológica).

Las medidas de 300 hombres hacen este estudio duplicar la validez de cualquier estudio previo que personal médico utilizado para medir el tamaño del pene [13] (pero la muestra es más representativo de los estudiantes de colegio estadounidense masculino vista en Cancún) Circunferencia erecto estudio el estilo de vida de Cancún encuentra a un promedio de 12,6 cm (5.0) con una desviación estándar de 1,3 cm (0,5).[8] Resultados similares existen en cuanto a estudios de la circunferencia del pene erecto totalmente para adultos, con la medida tomada mid-shaft.[cita requerida] Como en longitud, estudios que dependían constantemente self-measurement informaron un promedio mayor que aquellos con personal de medición. Longitud fláccida un estudio encontró la longitud media de pene flácido sea 3,5 pulgadas (8,9 cm) (medidas por personal).[6] La longitud del pene flácido no necesariamente corresponde a la longitud del pene erecto; algunos penes pequeños flácidas pueden crecer mucho más grandes, y algunos más grandes penes flácidos no pueden crecer mucho más grandes. El pene y escroto pueden contratar involuntariamente en reacción a las bajas temperaturas o nerviosismo, que se refiere el término "contracción", debido a la acción por el músculo cremáster. El mismo problema afecta a usuarios de moto ciclista y ejercicio, con presión prolongada sobre el perineo desde la silla de montar y agotar el ejercicio causando el pene y escroto contratar involuntariamente que a veces se conoce como "bolas de gimnasio" o "bolas de silla de montar". Una silla incorrecta en última instancia puede causar disfunción eréctil (véase presión entrepierna para obtener más información). Penes cortos cuando flácida pero más promedio cuando erecto se conocen coloquialmente como cultivadores, donde los que tienen mayor longitud flácida que aumentan poco cuando erecto se conocen como duchas. Artículo de principal de cirugía de ampliación de pene: pene ampliación técnicas quirúrgicas utilizadas para pene (mejora faloplastia)--pene alargamiento y ensanchamiento del pene (mejora de circunferencia)--han sido en la literatura urológica durante muchos años. Existen dos formas básicas de la ampliación del pene: [14] la cirugía de alargamiento de pene implica la liberación del ligamento de fundiforme y el ligamento suspensorio que atribuye los órganos eréctiles 2 para el pubis. Una vez que se han reducido estos ligamentos, parte del eje del pene (por lo general se celebró dentro del cuerpo) cae hacia adelante y se extiende, ampliando el pene en 2-3 cm. pene ampliación con inyección de PMMA. Este método implica la inyección de silicona, PMMA [15] y otros materiales en el pene y escroto.

El arte griego o de Príapo de Pompeya. Representado con un peso de su gran pene erecto contra una bolsa de oro. Los romanos admiraban el gran pene de Príapo.

En el arte griego antiguo, es común ver más pequeños genitales masculinos que se esperaría para el tamaño del hombre. Arte renacentista también siguieron esa estética; Nota el David de Miguel Ángel. Según estudio de Kenneth Dover "La homosexualidad griega", el arte griego tenía interés extrema en los genitales, pero no estaba obsesionada con el tamaño. La columna semanal de Q&A "The Straight Dope" deduce, basado en obras de arte griego porno y estudio mencionado por Dover, que en la antigua Grecia un pene intacto y pequeño culturalmente fue vista como deseable, pero en un hombre de pene grande o circuncidado se consideraba un atributo cómico o grotesco , que se encuentran generalmente en "dioses de la fertilidad, mitad animal critters como sátiros feos viejos y bárbaros.

SENOS

La región pectoral del cuerpo humano sea hombre o mujer, es una región altamente erógena. En la mujer, además de ser símbolo de feminidad y maternidad, es además, centro de secreción de hormonas sexuales para la excitación de la pareja, especialmente por el olor, esta estimulación parte de los gruesos poros del centro del pecho los cuales cuando el hombre manipula los senos con las manos y succiona la areola, hace fuertes suspiros, facilitando que estas hormonas se incorporen al torrente sanguíneo y refuercen los neurotransmisores para mantener la excitación sexual al más alto nivel.

El pezón consta de dos partes, la punta y la areola (el círculo más oscuro que lo rodea. Ambas partes están llenas de terminales nerviosas suprasensibles, que provocan que las puntas se pongan erectas ante la más ligera estimulación. Lo más sensacional es que existe una conexión directa entre los nervios del pezón, el clítoris y útero, esta relación se hace fuerte en mujeres con partos, pues este reflejo sirve para recoger el útero alargado después del embarazo, ya cuando el bebe esta lactando esta misma estimulación de succión provoca recoger el útero fisiológicamente hasta los 40 días después del parto.

Las manos deben acariciar con mucha ternura y experimentar con diferentes tipos de caricias que involucren desde la base hasta la punta superior. la intervención de la boca como succión de ser lo mas suave posible pues los traumas en esta área pueden degenera en tumores, benignos o malignos. La mujer en ocasiones responder con movimientos reactivos a las caricias que generan círculos alrededor de los pezones con la punta de los dedos o apretártelos suavemente, variando la presión muy levemente, la miel o la leche condensada pueden agregar a este juego un especial deleite.

Practica con la lengua primero respirando profundo para incorporar como ya hemos repetido las secreciones hormonales del centro del pecho que brotan de unos poros mas grueso y prominentes en este valle y luego pasando la lengua en el valle que está entre ambos senos hasta llegar a la boca con movimientos lentos y curvos, rápidos y lentos, el pene también puede participar en flotar los pezones.

La Vagina

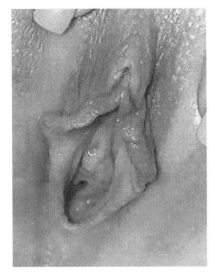 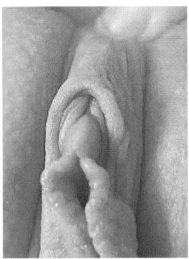 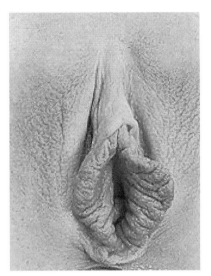

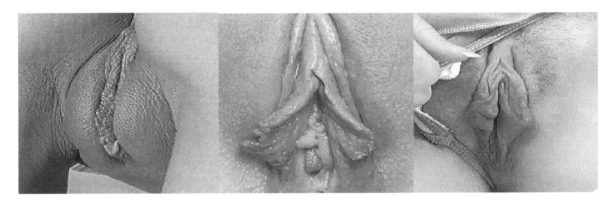

Prácticamente es difícil encontrar dos vaginas parecidas, existen muchas diferencias entre las vaginas, a diferencia de los penes que tienen más regularidad en su forma. Las diferencias mas sobresalientes la encontramos cuando comparamos las vaginas en las diferentes razas humanas, la negroide esta debajo y detrás: la asiática es totalmente frontal (tercera arriba)

Muchas personas sienten curiosidad sobre cómo recibir y dar la estimulación en el clítoris. La respuesta no es sencilla, hay tantas variantes como para decir que cada "vagina es un mundo", puesto que el orgasmo del clítoris o del utero es diferente para cada mujer.

Algunas mujeres logran más orgasmos a través de clítoris con la masturbación, mientras que otros pueden buscar extremos estímulos de clítoris con anillos, vibradores, bolas, etc. O la misma penetración.

Lo importante esta en que hay que saber las peculiaridades de cada una para poder satisfacer con la mejor estimulación posible. Esto permite a las mujeres conocer mejor sus cuerpos y para poder traer placer a sí mismos, siempre y cuando les convenga. Esto es bueno en muchos niveles. No sólo permite las mujeres a ser autosuficiente, pero también les da una mayor comprensión de sus propios cuerpos y un reconocimiento por su sexualidad.

Todos deben comprender que la sexualidad femenina es algo hermoso y no algo que nunca avergonzarse. Los que no están atrapados en la edad oscura y la acción es simplemente frotar o trazar el clítoris en diferentes velocidades hasta que comienzan a experimentar los inicios de un orgasmo. Aquellos con piercings clítoris a veces pueden llegar al orgasmo simplemente apretando sus muslos juntos, permitiendo intenso orgasmo en cualquier momento o lugar.

La verdad de lo que es la masturbación de clítoris es que simplemente es todo lo que necesita una mujer particular sentir placer. No hay "correcta" o "no" por lo que las mujeres nunca deben sentirse avergonzado o inseguro sobre sus propias necesidades sexuales.

Si una mujer no ha tenido mucho éxito con orgasmos clítoris en el pasado, ella y su pareja deberían estar abiertos a la experimentación y probar cosas nuevas. No todas las mujeres pueden lograr un orgasmo por simplemente estimulando el clítoris directamente. Algunas mujeres, por ejemplo, espera la penetración, ya sea con un vibrador, el juguete sexual o el pene, además estimulación de clítoris en orden al orgasmo. Para las mujeres que no pueden alcanzar el orgasmo sin penetración, con los dos a veces puede ser una experiencia doblemente agradable. Algunas mujeres pueden beneficiarse también de uno de los trucos más antiguos en el libro hcw48zi: colocar la vagina en caliente, con grifo o ducha y permitiendo el flujo de agua para hacer todo el trabajo. Cualquier entorno en el que una mujer es relajada y se siente cómodo también presta a orgasmos más fácil. Es importante que la mujer no para centrarse en el orgasmo por sí solo, sino en toda la experiencia. Obtener una actitud relajada, cómoda y esperar porque sucedan cosas nuevas y agradables...

Por su parte, con la ayuda de la imaginación y la estimulación manual en la mujer se comienzan a dar los procesos de lubricación del Canal Vaginal y se van creando las condiciones para la erección del clítoris.

Como datos curiosos, encontramos que el clítoris fue también descubierto y en cada cultura en lugar y momento ha tomado diferentes valoraciones, desde algunas que lo desaparecían, a otras a la cual le dieron mucha importancia.

Con la continuidad de los bbb se alcanza una erección persistente independiente de la voluntad, porque los neurotransmisores acumulados no facilitan la relajación del pene, ni del clítoris aun si termino la acción de los bbb.

La combinación de manipulaciones de las zonas erógenas descritas anteriormente, las frases de afecto dichas al oído para aumentar la atención y concentración de la pareja, los bbb, los suspiros, así como la intensión permanente de tomar el sabor y el olor a la pareja, constituyen la primera parte que contribuye notablemente al éxito del resto de la actividad sexual.

El punto de alta sensibilidad de la vagina es el clítoris, los labios mayores y la parte superior del canal vaginal, pero también es la segunda mayor fuente de emanaciones hormonales de todo el cuerpo, sin restarles importancia a las anteriormente mencionadas.

Como datos curiosos, encontramos que el clítoris fue también llamo la atención y en cada cultura(lugar y momento ha tomado diferentes valoraciones, desde algunas que lo desaparecían, a otras a la cual le dieron mucha importancia.

El término *clítoris* procede del griego antiguo κλειτορίς (*kleitorís*), que fue reintroducido sin cambios en el Renacimiento. El primer médico antiguo en haberlo nombrado fue Rufo de Éfeso (siglos I-II d. C.). Además, se sabe que en griego existía un verbo derivado: κλειτοριάζω (*kleitoriázō*), que significaba "acariciar(se) el clítoris para producir placer".

La literatura médica moderna menciona por primera vez la existencia del clítoris hacia el `siglo XVI`, aunque hay disputas sobre el momento exacto. Renaldo Columbus (también conocido como `Mateo Realdo Colombo`) fue un profesor de cirugía en la `Universidad de Padua`, en `Italia`, y publicó en 1559 un libro llamado *De re anatómica*, en el que describió "la sede del placer femenino". Columbus concluyó que "como nadie ha descubierto estos detalles y su propósito, si se permite que le dé nombres a cosas que descubro, debería ser llamado 'el amor o dulzura de Venus'."

La aseveración de Columbus fue rechazada por su sucesor en la universidad, `Gabriele Falloppio` (descubridor de las `trompas de Falopio`, actualmente denominadas tubas uterinas), que se adjudicó el ser el primero en descubrir el clítoris. En el `siglo XVII`, el anatomista holandés Caspar Bartholin (véase `glándulas de Bartolino`) rechazó ambas pretensiones, diciendo que el clítoris ya era ampliamente conocido por la ciencia médica desde el `siglo II`.

Durante la `época victoriana del siglo XIX`, las mujeres que padecían de problemas `uterinos, hormonales o emocionales` eran diagnosticadas con una supuesta enfermedad llamada `histeria femenina`, la cual no tenía remedio y solo podía ser aminorada por medio de masajes de clítoris (equivalentes a lo que hoy en día reconocemos como `masturbación`).[1] Los médicos manipulaban la vulva de la "paciente" hasta que esta alcanzaba el `orgasmo`, momento en que se aplacaban los síntomas de su mal. La lista de síntomas asociados con este mal era tan larga que llegó un momento en que el número de casos se convirtió en una epidemia; casi cualquier dolencia leve podía servir para diagnosticar histeria,[2] . Cabe notar que muchos de esos síntomas -por ejemplo la pesadez abdominal, la "`lubricación vaginal excesiva`" y la conducta irritada o agresiva, el deseo constante de disentir son reconocidos hoy en día como indicios reales de frustración sexual.

El famoso ginecólogo `William Masters` y la trabajadora social `Virginia Johnson` (conocidos popularmente por sus dos apellidos juntos: `Masters y Johnson`) son considerados pioneros del estudio de la `respuesta sexual humana`; ambos efectuaron extensos estudios sobre el clítoris.

En los años 1970 la palabra *clítoris* era considerada ofensiva en los medios de comunicación estadounidenses, pero en los últimos años ha desaparecido de la lista de palabras tabú.

Se cree que el primero que usó la palabra *clítoris* en la televisión fue el doctor Rich O'Brien, un colega de Harvard de Garabedian, durante el programa conducido por la doctora Ruth Westheimer.

En algunas culturas africanas se practica la infibulación o la ablación (mutilación total o parcial) del clítoris a una edad muy temprana, para evitar que las mujeres conozcan el placer sexual y el orgasmo. Esta práctica es considerada, en esas culturas, parte de un rito de iniciación a la pubertad que se supone protege la virginidad de las mujeres y asegura que vivirán en castidad hasta el matrimonio. Pero, para otras sociedades, creencias o culturas se trata de una forma de discriminación hacia la sexualidad de la mujer.

Como dato adicional, la infibulación es una mutilación de los genitales femeninos, cruenta en la mayoría de los casos, consistente en una clitoridectomía seguida por el cierre vaginal mediante sutura. Solamente se deja una pequeña abertura para la emisión de orina y descarga de la sangre menstrual.

Por lo general es una partera o curandera quien realiza la infibulación cuando las niñas tienen entre 2 y 7 años de edad.[1] No se utiliza anestesia y es común que las pequeñas desarrollen infecciones ya que las condiciones de la operación tienden a no ser muy higiénicas.[2]

La infibulación, llamada también "circuncisión faraónica" más que definida es descrita así por el Dr. Cordero Marín: "exportación total del clítoris, labios menores y parte de los labios mayores. Las dos partes de la vulva se suturan con espinos, generalmente con acacia enana, se fijan con cordel en cierre de corsé dejando un solo agujero que dé paso a la orina y a las reglas y asegurando su permeabilidad con un trozo de caña de bambú. La hemostasia se realiza aplicando una mezcla, casi siempre de azúcar y goma arábiga. A continuación se adosan ambas piernas amarrándolas hasta la altura de las rodillas. Unas semanas después se quitan los espinos; si la operación no dio resultado se repite de nuevo".[3]

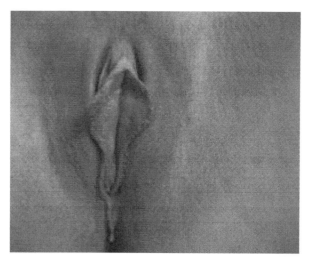

Después del matrimonio la vulva es abierta con un cuchillo, lo que a menudo vuelve a ocurrir en ocasión de un parto. El cierre vaginal vuelve a repetirse cada vez que el esposo desea hacer un viaje.[4]

La infibulación es la forma más extensa de lo que en varias culturas africanas se denomina "circuncisión femenina," una practica que todavía se viene realizando en 28 países. La meta es que las mujeres pierdan la habilidad de sentir placer sexual durante el coito, asegurando de esa manera que no serán infieles.

El resultado es que la mayoría de las mujeres a las que se practica la infibulación desarrollan problemas médicos desde los quistes dermoides, infecciones urinarias y fístulas, hasta las hemorragias uterinas y otras complicaciones serias que pueden causarles hasta la muerte.[5]

La embajadora de la Organización de las Naciones Unidas contra la ablación, la ex-modelo somalí Waris Dirie, quien sufrió una infibulación a los 5 años, ha conseguido que ésta práctica se haya vuelto ilegal en algunos países africanos, aunque se sigue practicando de hecho. UNICEF, en un informe, afirma que ésta práctica se puede eliminar en una generación si hay un esfuerzo cultural apoyado por las autoridades.

El Clítoris

El clítoris tiene 18 partes, algunas de las cuales se pueden ver como el glande y su extremo, los labios internos (llamados labios menores en la literatura médica) y sus bordes lo que es equivalente al prepucio masculino. Tiene otras partes que se pueden palpar como el eje o vara, un cordón de alrededor de una pulgada de largo que se extiende desde el glande, y la esponja uretral la cual se puede palpar a lo largo del techo de la vagina. Además posee músculos, vasos sanguíneos y nervios, los cuales no se pueden palpar, pero que son esenciales en causar el orgasmo. tanto el clítoris como el pene son factores importantes para producir el orgasmo. Incluyendo la eyaculación femenina, que varía de persona a persona en cantidad de unas pocas gotas, las que son tan mínimas que pueden no ser notadas, hasta chorros que dejarán una mancha húmeda en la cama, o impresionantes chorros que pueden alcanzar varios pies, de forma similar a la eyaculación masculina. Algunas mujeres eyaculan en forma consistente, mientras otras eyaculan solo ocasionalmente. Muchas mujeres dicen que sus eyaculaciones no están asociadas al orgasmo, pudiendo ocurrir un cierto número de veces antes del orgasmo, y muchas más veces si tienen múltiples orgasmos. Desafortunadamente, muchas mujeres creen que están orinando en la cama, y pueden suprimir su respuesta sexual para evitar el falso orine. La eyaculación es para la mujer, así como para el hombre, un indicador de intenso placer sexual.

La eyaculación femenina proviene de alrededor de 30 o más pequeñas glándulas embutidas en la esponja uretral, el tubo de tejido esponjoso eréctil que rodea la uretra. La mayor parte del líquido proviene de dos ductos a cada lado de la uretra, aunque algunas glándulas pueden vaciarse directamente a la uretra. La esponja uretral es el sitio donde se ubica el "punto G". Todas las mujeres tienen esponja uretral, y pueden o no tener un área en ella que es más sensible y que puede ser palpada a lo largo de la vagina. Pero en general, todo el tejido clitorideo es exquisitamente sensitivo cuando una mujer está totalmente excitada, y esto incluye la esponja uretral.

Existen muchas razones por las cuales algunas mujeres no eyaculan montos tan evidentes de líquido de eyaculación. Por deficiencia de los hombres y su ignorancia así como de las propias mujeres que a veces se inhiben pensando que pudiera ser orine, no obtienen esta eyaculación. El pene puede bloquear la eyaculación femenina durante la relación sexual, o puede ser bloqueado por una mano o la cabeza de un vibrador. Las pequeñas glándulas a cada lado de la uretra (las glándulas para uretrales) pueden haber sido obstruidas por una infección. La falta de una actividad sexual regular puede también ser un factor de incidencia, quizás el principio fisiológico de lo que no se usa se extingue también se aplica a la humedad de la vagina y su respuesta eyaculatoria.

En el caso del hombre, generalmente, los bellos de la región pectoral son portadores por impregnación de olores distintivos del sexo masculino, provocando la excitación de la mujer, además cada hemipectoral del hombre es un estimulador de importancia, creando al igual que en la mujer la sensación de tener un "alambre" dentro del cuerpo que termina en el pene, lo cual es la corriente nerviosa capaz poner en erección el propio pectoral y la sensación de placer al recibir la estimulación táctil o bucal por la pareja.

Con la estimulación bucal de esta zona los conductos nasales quedan directamente expuestos a las emanaciones por lo cual se facilita la penetración rápida a los conductos y de allí a través de la alta densidad en vasos sanguíneos de la lámina cribosa, directamente se transadle al torrente de la base del cerebro, excitando los centros de los Sistemas Límbicos, del cerebro consiste en un grupo de estructuras que dirigen las emociones y el comportamiento, durante mucho tiempo la Ciencia lo considero el "cerebro animal o de las emociones" ahora se le reconocen otras funciones operativas con su estrecha interrelación con la corteza cerebral por lo cual el hombre siempre puede tener bajo control las emociones. El sistema límbico, en particular el hipocampo y la amígdala, están involucrados en la formación de la memoria a largo plazo donde las emociones son parte de la huella mnémica que nos déjà un recuerdo de tipo emocional, por tanto esta huella es capaz de consolidarse en el tiempo y se asocian muy de cerca con las estructuras olfativas que juegan un papel muy importante en la actividad sexual.

Por lo tanto, durante la excitación con la lengua del clítoris las respiraciones deben ser lo más fuertes y profundas posibles, con la insistencia consciente de encontrar diferentes olores y sabores que cambiaran durante este ejercicio.

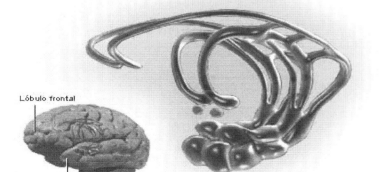

Hipocampo y fórnix (sistema límbico)

Lóbulo frontal

Lóbulo temporal

Cerebelo

ADAM.

Asi con la descarga de los neurotransmisores, provocados por los estímulos perceptuales complejos y olfatorios aumenta la excitación de quien la esta tratando de provocarla, por lo cual va sintiendo lo conocido por el REFLEJO DE LA URGENCIA DE

COPULACION, creándose a partir de este momento las condiciones necesarias para crear el orgasmo y la eyaculación, conocidos como el CLIMAX del Coito.

La búsqueda de los olores se mantendrá hasta tanto la mujer obtenga su primer orgasmo, para garantizar que la erección sea permanente, incluso después de múltiples eyaculaciones.

Durante muchos años, el clítoris se le atribuyo ser el único gatillo magico para disparar los mecanismo de acción del orgasmo, pero por los años 50, el Dr. Ernst Grafenberg encontro un misterioso punto de placer escondido en el ático o techo del canal vaginal y todos los hombres se dieron a la tarea de buscarlo, muchos aun no lo han encontrado.

En los años 80, se identificó por los psicólogos como los "Puntos G", agregándoles otras localizaciones alternas en la oscura y mítica caverna conocida por el conducto anal.

Localización del Punto G

Evacuar la orina, asegurarse de que la mano no tenga cortadas y limadas para no producir irritación o lesiones dentro de la vagina, la mujer acostada boca arriba con las piernas recogidas y abiertas, introducir los dedos índice y del medio suavemente contactando el techo vaginal hasta sentir el hueso donde termina, una pequeñas trincheras o muescas, una derecha y otra izquierda, esta es la cerviz, allí colgando hay una pequeña protuberancia que al contacto suave del dedo aumenta de tamaño, ahora recoger las piernas de la mujer hasta el pecho, para facilitar la contracción del canal vaginal, estimular en forma circular y muy suave el área, hasta alcanzar el orgasmo quizás con eyaculación….

Para los hombres existe una desventaja cultural cuando se trata el tema del Punto G masculino, pues este maldito punto G se esconde en el ano y se le conoce como glándula prostática pero además es el verdadero responsable de producir el semen. Para la inmensa mayoría de los Hombrees es "es Zona desmilitarizada".

Esta glándula no está a la vista, y para muchos de los hombres nunca existirá porque no se dejarán tocar su Punto G. Para acceder a él hay que introducir un dedo en su ano unos cinco centímetros y presionar hacia delante (hacia su pene) un pequeño abultamiento que se debe notar a esa altura.

En realidad el contacto como tal no produce placer pues la glándula no está inervada y su estimulación es nula pero si produce hormonas cuando se aprieta e intensifica la erección y su potencia.

Quienes lo han probado no dudan en repetir, aunque son muchos los que no quieren descubrir este punto por miedo. Todavía quedan estos tabúes, pero cada pareja es libre de experimentar. El consejo de los expertos es utilizar un preservativo u otra cosa para lubricar la zona y evitar hacer daño.

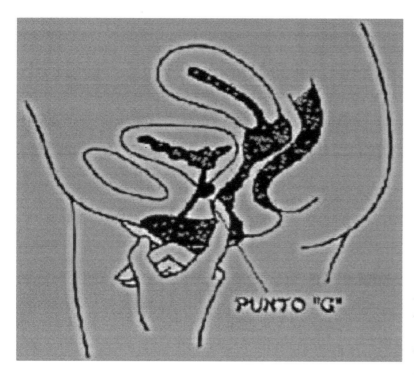

PUNTO "G"

El punto G se halla ubicado a lo largo de la parte superior frontal de la pared vaginal, avanzando unos cinco centímetros hacia el estómago. La mejor forma de localizarlo es insertar uno o dos dedos algo doblados hacia arriba. Realice un movimiento como queriendo decir con un gesto "ven aquí". El área es del tamaño de un pequeño garbanzo pero que al excitarse adquiere el tamaño de una nuez y es probable que al ser estimulada la mujer sienta necesidad de orinar. Eso es porque al igual que la próstata cuando se agranda presiona nervios que controlan la vejiga urinaria.

La Tabla indica que la preferencia de las mujeres calificando ideal y no satisfechas por el tamaño y el ancho de los penes están alrededor de los penes con 7 pulgadas de largo y 6 pulgadas de perímetro.

The Authentic Women's Penis Size Preference Chart

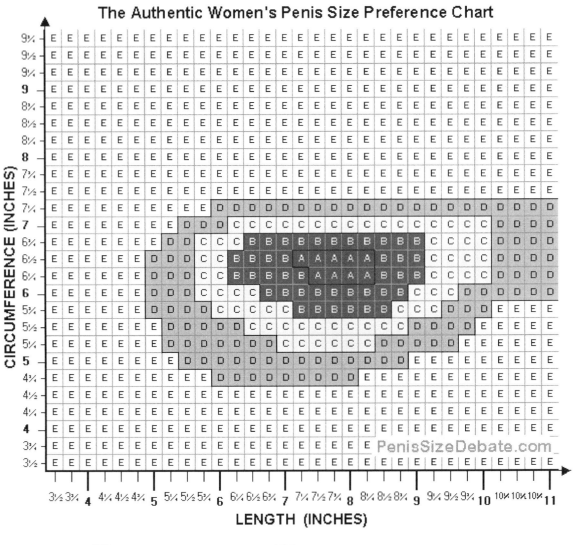

CIRCUMFERENCE (INCHES)

LENGTH (INCHES)

PenisSizeDebate.com

A ideal (perfect)

B very satisfying but not ideal

C satisfying

D enjoyable

E not satisfying: too small in length and girth, or too big in length and girth, or any freaky combination of small and big

Capitulo Siete

El Sexo Oral

El sexo oral, es una práctica sexual muy placentera y gratificante, pero debe soportar muchos prejuicios, hay personas a las que les desagrada el sexo oral pero desde luego, no es el caso de muchos otros.

Para practicar tanto una felación como un cunnilingus, hay ciertas cosas que debemos tener en cuenta, como por ejemplo:

Mucho cuidado con los dientes. No están invitados a esta juerga. Permíteles, como mucho, algún roce muy, muy delicado. A medida que notes que aumenta su excitación, incrementa tú también el vigor de tus caricias. Presta atención a sus gestos. Te indicarán qué es lo que más le excita y, por consiguiente, dónde debes insistir. Sin complejos ni desviaciones, el ano es área muy especial, la próstata agradece todo tipo de masaje directo, evita el Cáncer y mantiene la erección. No pierda la oportunidad de presionar la próstata por dentro del ano o por fuera ejerciendo presión sobre los bordes del ano, en forma fuerte y profunda. Todo al gusto.

Felación

Forma una 'O' con los labios, ponlos cuidadosamente en la punta de su miembro y mueve la cabeza en círculos diminutos. Coloca los labios ajustándolos al tronco y recórrelo, primero a un lado y después al otro. Coge la punta de su pene suavemente entre tus labios, con giros rápidos, besándolo tiernamente y tirando hacia atrás de su suave piel. Permite que el glande se deslice completamente en tu boca y presiona el tronco firmemente entre tus labios. Sostén la presión un momento antes de soltar.

Forma de nuevo un círculo con tus labios y besa a todo lo largo de su longitud, succionando y besando al mismo tiempo. Mientras besas, permite que tu lengua "aletee" por todo su pene acabando en el extremo. Golpeando con ella repetidamente la sensible punta del glande. Permite que su miembro penetre en tu boca tan profundamente como te sea posible (sin ahogarte, mujer), presionándolo y chupándolo. No le soples nunca dentro en el pene. Puede ocasionar una infección. También puedes acariciar y besar sus testículos. No consientas que te digan otra cosa: La decisión es tuya. Puedes permitir o no llegar hasta el final y que él eyacule en tu boca. Igual que puedes tragarlo o no, según te agrade o no su sabor.

Cunnilingus

Con las yemas de los dedos, juega con su vello púbico, pellizca los labios mayores, juntándolos y besándolos lentamente.

Ábrete paso separando sus labios suavemente con tu nariz y permite que tu lengua acaricie su sexo. Forma círculos lentamente con tu nariz, labios y barbilla. Afirma tus labios a los de ella. Bésala profundamente. Mordisquea y chupa suavemente el clítoris. Intenta tomar su clítoris entre tus labios.

Cuando notes su sexo muy húmedo, sopla suavemente. Provoca una sensación muy agradable.

Forma una "U" con la lengua y propíciale largas y suaves lamidas, comenzando en el clítoris y acabando en la entrada de su vagina.

Endurece tu lengua (como cuando haces burlas) y juega con ella en la entrada de su vagina, intentando introducirla dentro.

Si optas por introducir un dedo en su vagina, no lo hagas desde el principio. El placer que provoca el dedo "distrae" al que obtiene de tu lengua, (mucho más sensual pero menos intenso). Algunas mujeres cuando llegan al orgasmo, y durante corto espacio de tiempo, no soportan que les acaricien el clítoris. Asegúrate que no sea el caso de tu pareja. Su boca y tu boca lamiendo tu sexo y su sexo, respectivamente, en una perfecta conjunción donde el sudor, amor, pasión y deseo aumentan y crecen hasta estrellarse en los muros del placer máximo llamado orgasmo.

El 69

Como habréis supuesto el 69 no es otra cosa que ambos amantes se hagan mutuamente una felación y un cunnilingus. Es una experiencia única de amor. El sexo oral es una de las variantes más puras deliciosas del amor...demuestra sobre todo total aceptación de la pareja y para llevarla a cabo se sólo necesita: limpieza en el cuerpo, sobre todo en los genitales, manos y boca; un poco de osadía condimentada con una pizca de imaginación y muchas... ¡muchas ganas de sentirse ser humano!

Masaje Vaginal Femenino

Las mujeres pueden alcanzar el clímax en dos maneras: mediante estimulación de su punto G o por estimulación del clítoris. Muchas mujeres caracterizan el orgasmo del clítoris como más fuerte y el orgasmo del punto G como más profundo. La excitación femenina toma mejor tiempo en obtenerse, pero permite tener orgasmos múltiples, si continua la estimulación. Tener orgasmos múltiples puede mantener la excitación por mucho tiempo a un nivel muy alto.

Masaje Labial

Coloque una mano bien lubricada sobre los labios de su vagina con los dedos hacia en ano. Hale hacia el ombligo y alterne ambas manos. Explore los labios internos y externos con sus dedos. Gentilmente hale uno y después el otro. Frote los labios exteriores gentilmente con su pulgar e índice, y después los labios interiores.

Y Uno, y Dos, y Tres...

Inserte sus dedos índice y medio dentro de ella y arquee su pulgar como su estuviera "pidiendo cola" y penétrela hasta que su pulgar toque el clítoris. Puede usar una variedad de movimientos lineales y circulares en esta posición. También puede vibrar su mano.

Casi Casi

Si ella tiene un sitio en el cual le gusta ser acariciada o lamida, hágalo bien cerca, pero no exactamente en ese punto, excepto muy ocasionalmente. Esto hace que ella tarde más en alcanzar el orgasmo, pero probablemente sea mucho más intenso en el momento en que llegue.

Presione Aquí Para Comenzar

Inserte un dedo gentil y profundamente en la vagina y cuando este lista y lubricada un segundo dedo. Coloque su pulgar cubriendo el ano. No lo inserte. En vez, presione ligeramente mientras mueve sus dedos.

Cuente Hasta Diez

Coloque la palma de su mano en su monte de Venus (donde esta el vello púbico), y coloque sus dedos ligeramente sobre los labios vaginales. Coloque su pulgar en el muslo. Ligera pero firmemente presione su palma contra el monte de Venus y comience a mover su mano en un movimiento circular. Su palma no debe deslizar de la piel en este proceso. Usted debe notar que la piel de ella se mueve por debajo. Repita hasta que haya hecho diez círculos. Levante sus dedos y golpee muy ligeramente los labios vaginales a un ritmo de una vez por segundo hasta que llegue a diez golpes. Note que son golpes muy, muy suaves; no deben doler. Después, descanse su mano por cinco a diez segundos. Repita los círculos, repita los golpes, descanse nuevamente, repita los círculos, etc.

Rascador de Garganta. La mujer introduce todo el pene dentro de su boca (e incluso los testículos) apretándolo contra su garganta como si quisiera engullirlo totalmente. La mujer puede también ayudarse de sus manos y aplicar movimientos de vaivén al tronco del pene. También puede utilizar una de las manos para acariciar los testículos y la zona anal de su pareja.

   A algunas mujeres les gusta hacer a su compañero una "fellatio" refrescante. Para tal fin se introducen previamente pequeños trozos de hielo en la boca. La sensación de frío y de calor simultaneas es muy excitante.

Disfruta del sexo

Muchas mujeres han tenido el prejuicio heredado de generaciones anteriores de inhibirse a la conducta natural e instintiva de tomar el olor y el sabor de los genitales de su pareja, realmente, con esta conducta se refleja profundamente la aceptación de su pareja, la intimidad y el deseo intenso de hacerlo sentir que esta con una verdadera hembra, que gusta de un macho, como asi mismo sucede con respecto al hombre con la estimulación oral sin limites de la hembra, estas conductas sexuales orales rompen la barrera de la distancia para entrar en lo profundo de la intimidad, que se llama por algunos como la entrega total al juego del placer. Realmente un coito se hace mas inolvidable en la medida de la eficiencia de la conducta oral y muchas veces la penetración en si misma puede hasta pasar a un plano secundario y común.

En esta área sexual está muy afectada por la timidez femenina, que muchas veces levanta una gran barrera al placer, que no es mas que dar rienda suelta a los impulsos naturales por el sexo opuesto. El sexo oral pudiera compararse como la acción de un catador de vinos, que trata de encontrar los deleitosos olores y sabores con el ejercicio más refinado de la sensación de gusto que pudiera existir en cualquier lugar del cuerpo de su pareja, en esto conspira en contra las grandes comodidades creados por la temperatura artificial que detienen la emanación de transpiraciones naturales de la piel que estarían llamadas a jugar un papel importante en la excitación, una piel completamente fría, no puede tener sabores, ni olores.

La mujer debe imaginar que su boca se ha convertido en una vagina maestra en habilidades de crear estímulos bien diversos al pene de su compañero y debe tratar de hacer vibrar con sensaciones bien fuertes a su pareja que logren provocar la reacción de copula, los naturales movimientos ondulatorios y rítmicos de la cadera la cadera y la contracción violenta de los músculos del abdomen que se utilizan en la copula.

La clave para hacer buen sexo oral esta en encontrar las áreas más sensibles del pene, estando atenta a la reacción de su cuerpo y la expresión facial, una vez detectadas hay que focalizarlas y estimularlas lo más posible.

Por lo general, siempre es bien recibido simular un "anillo" alrededor del glande y simultáneamente hacer que los labios corran de abajo para arriba y en forma circular, siempre tratando de que los dientes no participen en este contacto. Normalmente, las zonas más sensibles del pene son: el borde del glande, el agujerito y abajo del prepucio.

La mejor manera de estimular la extremidad de la cabeza es formar un anillo bien apretado con los labios y dejar repetidamente que la cabeza entre y salga de este anillo. Otra manera es envolver la lengua alrededor de la cabeza. Este método es también ideal para estimular el agujerito con la punta de la lengua simultáneamente. A medida que vas haciendo sexo oral, puedes jugar con la lengua en el agujerito del glande, a pesar de que esta zona pueda ser demasiado sensible. Puedes experimentar mover tu cabeza en forma rotatoria.

La posición en que se hace sexo oral es importante. Si el pene de tu compañero se inclina para arriba, en dirección ombligo, la posición ideal es tipo medio-69.

Si el pene se inclina para abajo, la mejor posición es acostado de barriga entre la pierna de él.

Otra posición interesante es que tu estés acostado con la cabeza inclinada para atrás y él de pie, parado en la cama.

Debes también usar las manos durante el sexo oral. Algunas personas tienen dificultad en mantener una erección durante el sexo oral. Para ayudar, aprieta el pene de él con fuerza en la base, colocándolo entre el índice y el pulgar.

Puedes también experimentar apretar con fuerza en la zona que sigue a los testículos.

Al hacer sexo oral, observa la reacción de tu pareja. Si ella fuera buena, entonces continua. Si él estuviera con aire de quien quiere ver televisión, entonces cambia de estrategia. Sobre todo habla con él y procura saber cuales son sus zonas más sensibles.

Su cuerpo se distiende, sus ojos se cierran, ella preside la timidez y hace esfuerzo para que los órganos sexuales se unan lo más estrechamente posible.

Las reacciones típicas de la excitación de la mujer ante las acciones del hombre, según Sou-nu:

Si la mujer desea la unión sexual, se observará un cambio en la respiración.

Si desea ser penetrada, los orificios nasales se dilatarán y su boca quedará entreabierta.

Si desea que suba la marea del Yin, su cuerpo se estremecerá y se constreñirá notablemente.

Si desea ardientemente ser satisfecha, su transpiración será abundante.

Si su deseo ha sido calmado, su cuerpo se distenderá y sus ojos permanecerán cerrados como si estuviera dormida. Estas mismas conductas las podemos ver en casi todos los mamíferos…

La lista de Wou-Hien sobre los síntomas reveladores del placer en la mujer son:

Ella jadeará y no podrá controlar el tono de su voz.

Sus ojos están cerrados y los orificios nasales dilatados y difícilmente puede hablar.

Su mirada sigue fijamente a la del hombre.

Sus orejas se enrojecen y su rostro también, pero la punta de su lengua estará ligeramente fina.

Sus manos estarán ardiendo, su vientre caliente y al mismo tiempo le murmurará palabras casi ininteligibles.

Su semblante parecerá estar hechizado, su cuerpo se quedará como muerto y sus miembros flácidos.

Debajo de su lengua, la saliva fluye abundantemente y su cuerpo está pegado al del hombre.

Las palpitaciones de su vulva se perciben fácilmente y está muy mojada.

Los diez signos en la mujer que indican al hombre los pasos a seguir:

Ella abraza al hombre con los dos brazos y le muestra que desea un contacto corporal más intenso.

Levanta sus piernas mostrándole que desea ser acariciada en la zona del clítoris.

Tensa su vientre. Indicando que desea ser penetrada superficialmente.

Sus piernas se ponen en funcionamiento. Es una forma de expresar un gran placer (contrae sus muslos).

Con sus pies acaricia y abraza a los del hombre. Significa que desea penetraciones más profundas. Cruza sus piernas alrededor del hombre. Señal de que el placer va en aumento. Se empieza a mover de un lado al otro.

Las penetraciones deben ser más profundas y fuertes. Su cuerpo se incorpora y se funde con el del hombre. Es un momento de placer extremo.

Su cuerpo se distiende. Demuestra que su cuerpo y sus miembros se van relajando. Su vulva se humedece abundantemente. El hombre sabrá que su pareja está satisfecha.

PENETRACION

El hombre debe alternar de forma variada y discontinua las diferentes formas de penetración, es decir, tanto las superficiales como las profundas. Para empezar nueve penetraciones superficiales y una profunda permitirán a la mujer empezar a sentir cierto grado de placer. Lentamente el hombre se adaptará en función de su pareja y en función de su propio placer cambiando el ángulo de la penetración y el ritmo de las mismas.

Según el Kama-Sutra hay dieciocho tipos de penetración que un hombre debe consumar a una mujer:

LA PENETRACIÓN SIMPLE O HACIA ADELANTE. Ambos órganos genitales se hallan opuestos el uno al otro y se produce la penetración.

LA FRICCIÓN. El pene cogido por la mano se hace oscilar dentro de la vagina, acentuando la fricción en la zona de los labios vaginales.

LA HORADACIÓN. La vagina está hacia abajo y el pene golpea y roza fuertemente la parte superior de ésta.

FRICCIÓN. En la misma situación el pene frota contra la parte inferior de la vagina.

PRESIÓN. El pene presiona la vagina durante un largo intervalo de tiempo.

GOLPE. El pene sale de la vagina y entra bruscamente golpeando fuertemente el fondo. La salida proporciona más vigor al pene y retrasa el espasmo en el hombre, mientras acelera el de la mujer.

Caricias de Amor:

Acariciar es un arte. Es muy importante aprender a acariciarse y a dejarse acariciar. No se debe concentrar únicamente en las zonas erógenas comunes, ya que su piel está compuesta de una infinidad de puntos sensibles que deber descubrir día tras día.

CABEZA

Mordidas en el cuero cabelludo con los dientes en el área temporal, `eriza` los pelos de todo el cuerpo El estímulo del cuero cabelludo produce un relax muy placentero al comienzo de la relación.

Orejas

El lóbulo de la oreja, la cavidad del pabellón auricular y la zona de detrás de la oreja aumentan su sensibilidad durante la excitación sexual, pero también como prólogo resultan muy sensibles a la estimulación oral.

Ojos

Los nervios parasimpáticos de los párpados pueden ser estimulados con algunos besos suaves sobre los ojos cerrados, produciendo una relajación que hace más sensible la relación.

Boca y lengua

La sensibilidad de los labios aumenta con la excitación haciéndolos muy sensibles al roce y la caricia de otros labios. La lengua permite un juego activo con las diferentes zonas del cuerpo.

Nuca, cuello y hombros

Con las manos o la boca se pueden estimular estas zonas de especial sensibilidad produciendo los placenteros escalofríos.

Zona axilar y cara interna del antebrazo

La estimulación manual suave resulta placentera en esta zona, zona de ganglios asociados a las mamas. Evite producir cosquillas. Como extensión de la línea mamaria requiere una estimulación muy suave.

Dedos

Su receptividad nerviosa es utilizada continuamente para sentir las texturas, formas y rugosidades de las cosas. Esta sensibilidad los convierte en un medio muy adecuado para sentir el cuerpo de la pareja.

Parte interna del codo

De carácter secundario y muy lento tiene utilidad en combinación con otras zonas, pero no de forma independiente.

Cintura y cadera

Acariciando suavemente toda la superficie de estas partes se produce una estimulación suave que puede combinarse con otras de mayor intensidad.

Espalda

A los lados de la columna vertebral se localizan una serie de nervios que pueden estimularse de forma muy efectiva por medio oral o manual, siempre en sentido ascendente o descendente. Frente al hueso sacro existe una zona más sensible que el resto.

Perineo

La zona comprendida entre los órganos genitales y el ano resulta sensible a la estimulación manual.

Ano

De gran sensibilidad tanto en el hombre como en la mujer, su estimulación sensibiliza toda la plataforma orgásmica. Las glandula apocrinas se encargan de identificar y facilitar los datos sobre la compatibilidad, por esa razón vemos a casi todos los mamiferos identificarse con la oler profundamente la zona anal, después de la olfacción se determina si hay amistad o guerra. Lo mismo sucede con los seres humanos. Investigaciones de bio psicólogos indican que el código de identificación es portador de mas de 150 datos sobre la vida del individuo, que determinan la compatibilidad.

CONTACTOS Besos B B (Besos Boca a Boca)

El beso es el primer contacto con nuestra nueva pareja. Y ese primer contacto puede llegar a ser tan importante como para decidir basándonos en él si tendrá lugar una segunda cita o no. Quizás sean las mujeres las que más importancia le den a ese primer beso.

El primer beso puede ser bastante preocupante para personas muy tímidas, que temen en extremo ser rechazadas. Para ellos un consejillo:

Si quieres estar seguro que tu beso será correspondido, coge una mano de tu nueva pareja y colócala entre las tuyas. Si la retira, espera a una mejor ocasión.

Pero si el/ella permite este contacto durante unos minutos e incluso coloca su otra mano libre sobre las tuyas, lánzate ahora mismo por ese beso. Muchas personas, sobre los más jóvenes (y pasionales), confunden la acción de besar con la de pegar sellos: puro ejercicio lingüístico. Nada más lejos de la realidad. El beso es todo sentimiento, y besamos de forma totalmente intuitiva, tratando de dejar nuestra firma en un documento para siempre.

Pero dentro de esa intuición, hay ciertas pautas lógicas que debemos tener en cuenta, por ejemplo: Si estáis en un lugar público, evita emitir sonidos. No es muy agradable ir al cine y escuchar los sorbetones de la pareja de al lado. Cuida tu aliento.

Los besos "con lengua"

Comportan una mayor carga sexual. Si están bien dados, claro. Es el primer paso del amor en nuestra cultura, en otras existen otras. E primer beso es el primer paso de una escalera peligrosa que cualquier paso fallido, la gravedad nos lleva de nuevo fuera del juego. Los besos profundos no consisten en introducir la lengua profundamente, es mas bien deleitarse con el sabor, este sabor, no es mas que un intercambio de liquido como portadores de las glándulas sublinguales que traen dietil etil bestrol, que es el gatillo de la excitación del sistema nervioso periférico para la actividad sexual. Trate de estar bine hidratado para que las hormonas fluyan y no escaseen.

Cuando beses "con lengua"

Comienza introduciendo la punta de tu lengua suavemente en su boca para acariciar con ella la lengua de tu pareja. Juguetea dentro de su boca. Acaricia sus dientes, su paladar, explora su boca. Pero permitiendo que tu pareja también juegue en la tuya. Lo mejor es alternar los dos tipos de besos para que resulte sensual y sexual al mismo tiempo. Los besos pueden ser considerados una señal de amor, así que no olvides besar a tu compañero/a con la mayor frecuencia posible.

Una mujer con una vagina musculosa puede dar una incomparable sensación al hombre durante la penetración., la vagina guante

Para tonificar su vagina puede realizar los siguientes ejercicios:

Cada vez que la mujer tenga deseos de orinar deber contraerse y después relajarse un segundo y así repetidamente el mayor tiempo posible.

En la cama o cuando esté tomando un baño introduzca dos dedos en el interior de su vagina e intente contraer las paredes vaginales, sin juntar las piernas, repetidamente hasta que pueda sentir los músculos en sus dedos. Si al principio resulta difícil, puede empezar con tres dedos y después ir disminuyendo sucesivamente un dedo cada vez hasta que sea capaz de sentirlo sólo con el dedo pequeño. En ese momento los músculos de su vagina habrán adquirido la fuerza suficiente como para controlar el nivel de satisfacción durante la penetración.

Acariciar es un arte. Es muy importante aprender a acariciarse y a dejarse acariciar. No se debe concentrar únicamente en las zonas erógenas comunes, ya que su piel está compuesta de una infinidad de puntos sensibles que deber descubrir día tras día.

Acariciarse suavemente con sus labios y su lengua los lóbulos de las orejas, continuando por el cuello, alrededor de su boca, la nariz y sus mejillas. Continúe por su pecho, siguiendo lentamente sus curvas. Párese en los pezones, chupándolos y lamiéndolos con dulzura. Siga deslizando sus labios por la espalda, los costados, el vientre, la zona anal, la zona interna, los muslos, la parte trasera de las rodillas, el ombligo, los pies, etc...

También es importante morder de vez en cuando todas las zonas descritas anteriormente pero siempre con mucha delicadeza y observando la reacción de su pareja. Muchas personas disfrutan de estos mordiscos incluso durante el acto sexual. La estimulación por pellizcos es muy gratificante y se debe realizar a través de gestos breves y simples, por todo el cuerpo de la pareja. Normalmente se utilizan los dedos pulgar e índice de la mano, aunque también es posible realizarlos con los labios. En ambos casos hay que ser extremadamente delicado en su ejecución para así obtener el efecto de excitación deseado.

Una persona sensual es aquella que provoca atracción o reacción en los sentidos de otra, bien sea deseo sexual, excitación, deseo de hacer el amor, etc. Algunas personas son, por naturaleza, muy sensuales y tienen la capacidad de atrapar literalmente a aquellas que desean. Usted también puede llegar a ser sensual. En general las personas que poseen un fuerte potencial sexual tienen una sensualidad muy acusada, si bien, en muchos casos ellos mismos no se dan cuenta. El magnetismo personal que se desprende de estas personas es muy envolvente y al entrar en contacto con ellas puede sentirse absorbido.

La sensualidad que irradia proviene de dos fuentes diferentes; una se encuentra en el interior y la segunda en el exterior.   Su poder sensual interior proviene de sus pensamientos, de su energía sexual, de sus sentimientos y de su magnetismo personal, en una palabra, de su personalidad.   El poder sensual exterior proviene de su manera de vestir, de sus actitudes, de su manera de hablar, de su manera de mirar.   Normalmente se posee uno u otro de esos poderes sensuales pero rara vez ambos. La persona que sabe desarrollar tanto la forma externa como la interna de su sensualidad llegará a magnetizar a los demás.

Como hemos dicho anteriormente su poder sensual interior está compuesto de sus pensamientos, sentimientos, energía sexual y de su magnetismo personal. Veamos ahora como puede transformar cada uno de estos aspectos para que aparezcan lo más sensual posible.

LOS PENSAMIENTOS: Los pensamientos reflejan y producen en los demás el efecto que queramos darle. Así, un pensamiento sensual es un pensamiento positivo que ilumina, es una actitud o un deseo que tiene la fuerza de atraer la gente hacia usted. También es obvio que para recibir es necesario dar primero, y todo el mundo desea recibir antes que dar. Con estos conceptos en su mente le será mucho más fácil conseguir que sus pensamientos sean más sensuales. Veamos un ejemplo: Imagine una persona a la cual desearía ofrecerle todo su amor. Usted ha creado con esta idea un pensamiento sensual, potente, positivo y capaz de atraer esa persona hacia usted cuando se encuentre en presencia de esa persona. Ese pensamiento que impregna su ser va a irradiarse fuertemente hacia la otra persona; usted no tiene necesidad de ser consciente de esto, su subconsciente reaccionará sin que usted se dé cuenta. Lo que se debe evitar a toda costa es perder el control cuando se encuentre en presencia de esa persona, es decir, tener miedo, falta de seguridad, etc., ya que en ese momento su pensamiento pierde toda eficacia.

LOS SENTIMIENTOS: El ser humano no es un ser lógico, es un ser emocional y normalmente son las emociones las que lo hacen reaccionar y avanzar. La persona sensual que llegará a ser actuará sobre las emociones de aquellos que le salgan a su paso. Puesto que usted hablará a alguien actuando sobre sus emociones, automáticamente será capaz de provocar en ella emociones y sentimientos. Así, cuando esté enamorado, será sensual. Cada gesto, cada caricia, cada conducta que lleve a cabo contendrá una carga de sensualidad tan grande que rendirá su pareja a sus pies. En conclusión, si desea parecer muy sensual y no está enamorado haga como si lo estuviera y los resultados serán favorables.

SU ENERGIA SEXUAL: Las personas que tienen una energía sexual fuerte son generalmente más sensitivos o sensuales que el resto. Habrá notado que cuando está excitado sexualmente, siente una energía muy intensa, convirtiéndose en objetivo prioritario y exclusivo el satisfacer su deseo sexual. En ese momento, si tiene la posibilidad de seducir a una mujer, seguramente su sensualidad será mucho mayor que en una situación normal. Vemos pues que la sensualidad es una energía muy intensa y que se puede transmitir entre las personas. Por ello si aprendemos a potenciar nuestra energía sensual podremos aumentar nuestra capacidad de seducción.

EL MAGNETISMO PERSONAL: Una persona sensual posee un fuerte magnetismo personal, un magnetismo seductor. Así un Pura Sangre no es forzosamente un caballo de carreras; sólo aquellos que poseen el carácter o motivación suficiente llegan a serlo. El mismo principio se puede aplicar a la sensualidad y al magnetismo. Sólo las personas que son capaces de potenciar al máximo su sensualidad podrá gozar de una capacidad de seducción envidiable.

El poder sensual exterior está formado por varios aspectos, que son:

- Su conducta se refiere a gestos como parte de la comunicación, miradas de agrado o desprecio, contracción muscular o sonrisa, hacia donde y como observa, expresiones emocionales, sonrisa natural o fingida.

- Ropa y adornos: En el tipo de ropa y sus colores la persona proyecta su personalidad y con ella sus motivaciones. Humorísticamente la ropa es el departamento de propaganda, nos dice que quiere vender. Un hombro con las mangas apretadas para decir que tiene fuerte los brazos, quiere vender un concepto de si mismo físico. Una mujer con escote y minifalda indiscreta, nos vende sus atributos femeninos. Una mujer con maxifalda nos indica algo de intriga o sobrevaloración. Muchas joyas quieren decir alarde de poder y superficialidad. Colores brillantes, necesidad de impresionar de un golpe. Cada cual en la experiencia de la vida fabrica por la experiencia un código con e que es capaz de hacer una evaluación y que busca en el otro.

- Lenguaje. Expresa que piensa y que hay dentro de cada cual. Su manera de hablar proyecta el contenido de su pensar, cuáles y como se han desarrollado sus conceptos sobre los asuntos importantes, cuáles son sus metas, como piensa alcanzarlas, cuales ya han sido alcanzadas, con que métodos se alcanzan...qué importancia tiene sus valores morales y materiales.

- Dinámica corporal. Fuerza y tiempo de reacción de sus movimientos nos orienta sobre su temperamento, si es débil o fuerte, estable o inestable. Lo puedes detectar cuando da la mano en el saludo, con la fuerza que toce o estornuda.

- **El Concepto de Si Mismo:** Existen tres tipos de conceptos de si mismo, uno que exponemos al público, que si dista mucho del real es patológico, tendencias a la fantasía. El si mismo ideal, el que quisiéramos ser: El si mismo real que es nuestra conciencia, donde hacemos el balance de lo real y lo ideal. Mientras mas cercanos sean los tres más maduro y efectivo es la persona.

Vamos a describir detenidamente estas cualidades para enseñarle cómo usarlos para convertirnos en unas personas irresistiblemente sensuales.

SU MANERA DE SER: Su manera de ser denota quien es realmente y el entorno del que proviene. Según sea ésta, provocará envidia o pena. En general, lo que aparentamos es un fiel reflejo de nuestro interior. Suele ser muy difícil aparentar lo que no se es, pero también es cierto que a mucha gente le gusta precisamente eso. No se deje llevar por las apariencias y recuerde que si decide construir una personalidad para agradar a los demás, ésta podrá venirse abajo como un castillo de naipes al primer contratiempo. Intente encontrar la persona que hay dentro de usted. Aprenda a conocerse y conseguir la confianza en sí mismo y la autoestima que le convertirá en una persona envidiada y querida por todos.

SU FORMA DE VESTIR: Dicen que el hábito no hace al monje, pero la realidad de nuestros días demuestra claramente lo contrario: usted está siendo juzgado constantemente. Por eso, su manera de vestir será una de sus tarjetas de presentación que le clasificará ante los ojos de los demás. Haga la prueba y se asombrará. Normalmente las personas se visten de acuerdo con el modo en el que se desenvuelven. Es muy difícil aconsejar sobre esta materia, pero hay unos cuantos consejos de carácter general que a buen seguro le servirán:

- Intente vestir acorde con cada situación, pero sin renunciar a su estilo propio.

- Vestir a la "moda" pero sin dejar Usted mismo. Las personas maduras y seguras de si mismo, crean su propia forma de vestir, viven ajenos a la moda. Es el autentico, no es la envoltura del regalo, Usted es el regalo mismo. Recuerde, cause la impresión verdadera no espere a que la ropa hable por Usted, esa misma ropa en otro da otro resultado perceptual.

- Los colores vivos y claros suelen favorecer más que los apagados y oscuros.

- Intente vestir siempre prendas que le sean cómodas y acordes con su estilo personal. No se fuerce, pues estará incómodo y los demás lo notarán.

SU MANERA DE HABLAR: "Por la boca muere el pez". Estamos seguros de que no le gustaría hacer lo mismo. Siempre debe procurar hablar despacio y vocalizando. Si habla demasiado deprisa y se come las palabras provocará tensión en los demás y le evitarán. Un buen sistema para moldear su voz y conseguir que sea más sensual, es ensayando con una grabadora. Intente grabar un texto romántico o una declaración de amor y escúchela varias veces; verá cómo cada vez encuentra defectos y detalles que cambiar.

SU FORMA DE MIRAR: Los ojos son el reflejo del alma. Sus ojos muestran su estado anímico: la tristeza, la alegría, la felicidad, el deseo, etc. ¿Hay algo más sensual que la mirada de un hombre y una mujer enamorados? ¿Hay algo más sensual que una intensa mirada de deseo? Vale la pena pues, poseer una mirada intensa y que refleje nuestro deseo y sensualidad. Para ello practique delante de un espejo e intente mostrar amor, ternura, pasión y deseo. Solo un poco de tiempo bastará para ver resultados sorprendentes.

SU FORMA DE MOVERSE: Si camina como un pobre infeliz al que su mujer ha abandonado por otro, seguramente inspirará lástima o pena. Si sus gestos son bruscos y secos, seguramente inspirar más miedo que amor. Estos simples ejemplos bastan para demostrar la importancia que tiene la forma de caminar y de moverse. Poco importa lo que diga y como lo diga si la gesticulación o el ademán empleado no es el adecuado. No olvide que su imagen exterior es lo primero que se ve y es muy importante que los demás se interesen, que sientan curiosidad por usted. Por ello evite los extremos, hágase notar pero sin necesidad de llamar la atención; deje que los demás tengan curiosidad por conocerlo.

Ésta es la regla de oro: RESUCITE LA CURIOSIDAD DE LOS DEMÁS.

EL OLFATO: El olor natural de un hombre o de una mujer pueden desencadenar un vivo deseo y una gran excitación. Aprender a apreciar el olor natural de su pareja es muy importante. Pero debe llevarse cuidado ya que esos olores personales según la ropa utilizada pueden transformarse en malos olores. Es recomendable utilizar prendas hechas de materias naturales como el algodón, la lana, la seda, etc.

EL OIDO: Hay muchos sonidos que tienen un carácter extremadamente erótico. Así los gemidos, los jadeos, las palabras, la fricción de los cuerpos, el ruido del somier, determinados golpes, etc. Estos ruidos son una fuente de enriquecimiento sensual y ayudaran a aumentar la excitación y el placer de la pareja. Durante el coito el hombre es muy sensible a las reacciones, sonidos, gemidos, gritos, palabras, etc. que emita su pareja.

LA VISTA: El sentido de la vista tiene una gran importancia, antes, durante, y después de las relaciones sexuales. Apagar la luz durante el acto sexual supone renunciar a una gran fuente de excitación como es la vista. La vista del cuerpo, de la cara, de los cabellos de una mujer puede ayudar enormemente a la erección en el hombre. También tiene mucha importancia el uso de ropa interior u otro tipo de complementos para aumentar el deseo en el hombre. El ver los órganos sexuales tanto femeninos como masculinos provocará un gran placer y excitación, e incluso las masturbaciones hechas sin vergüenza ni complejos pueden ser definitivas.

EL TACTO: Una caricia o roce en el momento y sitio adecuado (cara, mano...) puede despertar el interés en la otra persona. Piense siempre que su mano comunica su deseo y su sentimiento. La mano lleva impregnada su energía y el otro la recibe.

EL GUSTO: Una boca mal cuidada, o un aliento insoportable puede echar al traste todo proceso de aproximación. Debe guardar su higiene bucal.

Recuerde que los músculos de la cara y la boca deben estar distendidos, así se podrá establecer un contacto más intenso y gozar de una mayor sensibilidad.

Los tratados eróticos establecen que el labio superior de la mujer es una de las zonas más erógenas de su cuerpo, incluso se hace referencia al canal nervioso que une directamente el labio superior y la bóveda palatina que recibe estimulación cuando la mujer succiona el pene, todo este caudal de estimulación que nace en el labio superior va directamente al clítoris.

El Kama-Sutra al igual que otros textos indica que si el hombre estimula el labio superior de su compañera mordiéndolo y succionándolo suavemente, mientras ella juega en el inferior de él, es muy posible que se provoquen olas de placer para ambos.

La técnica japonesa (Shiatsu) hace referencia también a que el masaje del labio superior en la mujer libera energía sexual y estimula el deseo.

En la filosofía oriental se determina que el hombre, lejos de dominar la Naturaleza, está a su mismo nivel y debe compenetrarse con ella si desea evolucionar. En la Naturaleza reside el secreto de la relajación, la serenidad, la desconexión, el equilibrio absoluto que se debe mantener en cualquier circunstancia de la vida.

Por todo ello es lógico que cada vez más nos vayamos decantando hacia las teorías orientales. La civilización occidental es víctima de la ansiedad y del desaliento producidos por el fracaso de una medicina que considera al hombre como a un ser dividido. La acupuntura y el SHIATSU surgen como grandes alternativas.

El SHIATSU es una técnica terapéutica manual japonesa, que consiste, como su propio nombre indica, en presionar con los dedos las zonas de sensibilidad vital del cuerpo humano.

Poseer unos conocimientos generales de SHIATSU, le proporcionarán la posibilidad de alcanzar con su pareja unos niveles de placer, de equilibrio y de expansión extraordinaria. Supondrá combinar al mismo tiempo el bienestar personal, la armonía natural y la expresión de todos los sentidos.

El SHIATSU se puede practicar en cualquier situación, con cualquier persona e incluso consigo mismo.

Es completamente natural, no requiere de la utilización de ninguna crema, ni instrumento, sólo de la presión con los dedos que proporcionará calor a las zonas sensoriales.

La presión no deber ser ni muy fuerte ni muy débil. Con esta técnica de presión favoreceremos la circulación sanguínea tanto del actor como del receptor. Este es un principio muy arraigado entre las culturas orientales (china, japonesa, etc.) que tienden a la utilización de las manos para obtener estados de relajación y bienestar.

Así, los chinos utilizan nueces, las cuales se colocan en las manos y las mueven constantemente, produciendo la relajación deseada. Los japoneses tienen por costumbre frotarse las manos en situaciones difíciles y así consiguen una mayor sensación de calma.

Con el SHIATSU se consigue una estimulación de la circulación sanguínea de las manos, la cual desarrollará nuestra salud física y estabilidad emocional. Además, es un maravilloso medio de comunicación entre dos seres. Es un intercambio, una colaboración entre dos personas para alcanzar un ideal de armonía y felicidad.

La noción de felicidad es muy importante en el SHIATSU. Los dos elementos activos de la pareja tienen como objeto proporcionarse el mayor bienestar y placer en un ambiente de confianza, distensión, y generosidad.

La persona que ejerce la presión con sus dedos transmitirá todo su magnetismo, sus vibraciones positivas y todo su calor humano. Por eso a través de esta presión se proporcionará bienestar y conseguirá que la otra persona se sienta amada, reconfortada, comprendida, respetada, etc. El placer será total puesto que el cuerpo y la mente se hallarán en perfecta armonía.

Para practicar el SHIATSU hay que aprender a ejercer presión con los dedos en los puntos denominados "TSUBO" y que suman un total de 354.

Veamos su distribución por el cuerpo humano:

- EL PULGAR: presionar siempre con la base del pulgar y en sentido descendente. No se debe forzar nunca ya que se puede fatigar e incluso lastimar la mano.

- TRES DEDOS: ÍNDICE, CORAZÓN Y ANULAR. Se utilizan para las zonas como la cara y el abdomen.

- LA PALMA DE LAS MANOS: Se utiliza para los ojos y el abdomen y también para los tratamientos de vibraciones.

La presión deber realizarse siempre perpendicularmente respecto de la zona tratada; la duración normal ser de cinco a siete segundos; la sensación causada debe ser una mezcla entre placer y dolor. Es aconsejable dejar para los expertos las presiones profundas.

El masaje SHIATSU tiene un doble efecto; por un lado, proporciona una sensación de

bienestar y sensibilidad, y por otro se consigue una sensación de placer que aumenta considerablemente la potencia sexual al estimular el sistema hormonal y la adrenalina.

Para el hombre:

Los tres puntos de presión se hallan en las vértebras sacras y son los que regulan el funcionamiento de los órganos genitales. Hay que realizar diez presiones de tres segundos en la zona sacroilíaca.

Para el bienestar realizar presiones de tres segundos en la cruz del estómago; para relajarse y aportar placer a su pareja, acariciar las siguientes zonas:

- Para estimular las reacciones sexuales ejercer una presión alrededor del ano, es decir, entre el ano y los genitales.

- Una presión en los testículos es muy revigorizaste, esta se practica de una forma muy singular, la mujer y el hombre sentados de frente en un mismo plano, la mujer toma las dos piernas o los pies del hombre y colocando uno de los de ella exactamente debajo de los testículos, ejerciendo fuerza con movimientos circulares con la planta del pie, esto hace un fuerte movimiento sanguíneo en el área, facilitando una erección poderosa, especialmente recomendado para los hombres con padecimientos de presión baja o alta, o más de 60 años. Este masaje con los pies pudiera afirmarse que borra la edad cronológica en menos de 10 minutos, realmente no produce sensaciones de placer, pero fisiológicamente aumentan el flujo sanguíneo en el área del intertrigo, pubis y el paquete anal.

- Termine con una nueva serie de presiones en zona sacra y en la cruz del estómago y así conseguirá una mayor duración del acto sexual.

Para la mujer:

- A fin de estimular las reacciones sexuales de la mujer, comience ejerciendo una presión en la glándula tiroides que se sitúa en la zona frontal del cuello, justo encima del esternón y donde se encuentran las clavículas.

Continuar con una presión completa de todos los puntos sexuales situados a ambos lados de la tercera, cuarta y quinta vértebras lumbares.

- Hágalo de arriba hacia abajo y apretando con todo su peso.

- El hombre y la mujer alternarán los masajes energético-sensuales, alcanzando un estado de bienestar recíproco y viendo como su placer sexual se prolonga indefinidamente. Esta armonía de la pareja los llevará a un equilibrio físico y mental que, según la filosofía japonesa, se define como "Naturaleza perfecta".

Empiece por sus rodillas acariciando y abrazando el interior de uno de sus muslos, y luego cambiando de lado. Continúe suavemente hasta notar cierto grado de excitación.

En ese momento empiece a lamer suavemente y olfatee la zona buscando diferentes olores que salen de los poros cuando comienza la excitación, trate de concentrarse en la búsqueda de olores e diferentes partes de la espalda y acaricie con la lengua y bese toda la cadera hasta los bordes externos, con su lengua las zonas cercanas al pubis. Cuando sienta que la cadera de la pareja hace movimientos involuntarios simulando una copulación, comience a dar caricias de las que se le ocurren con la boca paralelas y de abajo hacia arriba siguiendo la línea de los glúteos, una vez cerca del ano, trate de acercar y olfatee lo mas profundo que pueda o deje que el reflejo de suspiro lo guie, hasta sentir el olor y saber metálico o cobre de las glándulas apocrinas.

La parte trasera de la cadera tiene múltiples funciones en nuestra vida, es capaz de mantener el equilibrio dinámico del cuerpo humano en cualquier función locomotora, las funciones excretoras del sistema digestivo, regula la fuerza necesaria para todas las actividades musculares del organismo y equilibra nuestro punto de balance, porque justamente esta en nuestro centro de gravedad, el género masculino tiene además la próstata que interviene en nuestro sistema reproductor. No es exagerado que la zona glútea es 600 veces más sensible que la zona pélvica. La zona vaginal y la anal lógicamente juegan un importante papel, que ya hemos explicado antes, la zona vaginal tiene su secreción como hemos explicado antes, pero en la zona anal existe también otra fuente de preparación para el coito muy importante y no solo en los humanos, sino en todos los mamíferos, los felinos, úrsidos(osos), canidos(perros), vacunos, caballar, todas las especies cuentan con un sistema de pequeñas glándulas que transpiran a través de la piel y trabajan con las glándulas sudoríparas en algunas partes del cuerpo y el ano donde están las principales y no están asociadas a las sudoríparas. Esta glándula genera moléculas con un código identificativo, único para cada individuo. Siempre hemos visto a los animales, olfatear el área trasera del otro. Esta conducta es el proceso de identificación que guardan en su memoria, este código trae muchos datos sobre la persona, en especial su actividad endocrina.

 es la identificación que guardan en su memoria, persona otra parte a glandula especial y la secreción apocrina que brota y es recogida por los conductos nasales, se impregna en la lámina cribosa, donde se incorpora al flujo sanguíneo y llega estas moléculas con un código único por cada individuo, una vez reconocido este código, en el hipotálamo parte central del cerebro que mantiene una estrecha relación con otras muchas partes del cerebro para mantener el equilibrio de todo el cuerpo como el metabolismo, temperatura corporal humedad pulmonar, presi arterial, el consumo de agua y alimentos, por esta razón recibe información del resto del cerebro y del cuerpo en general. Pude considerarse como un intermediario o interprete entre el sistema nervioso y el endocrino (glándulas)

El comando central es la glándula pituitaria y lo ejerce a través de enviar señales con las neuro-hormonas como las más conocidas son las noradrenalina, serotonina y dopamina, permitiendo la regulación de los niveles hormonales. Por ejemplo, con estas señales se cambia el nivel inmunológico y al bajar este, nos sobreviene sensación de cansancio, debilidad,

hipoglucemia, disminución del vello corporal y reducido impulso sexual.

– La hormona antidiurética llamada arginina vasopresina controla la cantidad de fluidos, glucosa y sales en la sangre. Además de producir una mayor concentración en la orina, así como una disminución de su cantidad, esta es la razón por la cual muchas personas interrumpen su preciado sueno para orinar y no tienen mucho orine. La gonadotrofina es esencial para la reproducción porque regula los ovarios y testículos. La somatocrinina controla el crecimiento corporal en la etapa infantil y en la adultez controla el volumen y fortaleza de huesos y músculos y la distribución corporal del tejido adiposo. Otra que produce el efecto contrario para evitar el exceso de desarrollo corporal la somatostatina. La oxitocina tiene bajo su radio de acción la actividad reproductiva como el orgasmo, parto, y producción láctea junto con la prolactina. Las tiroideas que controlan la energía corporal a través del metabolismo.

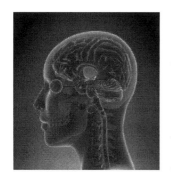

Hemos visto como el hipotálamo es el comando central de nuestro cuerpo desde la temperatura, ciclos de sueño, apetito, peso, presión arterial, o la temperatura corporal. También regula los niveles de electrolitos y fluidos, la sed, el apetito, y el peso. Dentro del hipotálamo existen áreas específicas para las conductas del instinto sexual, el reconocimiento, la protección y la alimentación de las crías, identificación, recuperación de memoria o el update de la misma por lo tanto también participa en el aprendizaje de nuevas conductas. Esta estructura se ha relacionado además con la expresión emocional pues envía señales que producen la tristeza, el asombro, la ira, el cariño o la satisfacción sexual.

Referencias:

1. Fiore, K. 'Thyroid' Issues May Really Be Hypothalamic. Obtenido de Medpage Today: medpagetoday.com.
2. Hypothalamus. Kenhub: kenhub.com.
3. Hypothalamus. The Brain Made Simple: brainmadesimple.com.
4. Hypothalamus. Healthline: healthline.com.
5. Mandal, A. What is the Hypothalamus? News Medical: news-medical.net.
6. Sargis, R. An Overview of the Hypothalamus. Obtenido de Endocrine web: endocrineweb.com.
7. Utiger, R. Hypothalamus. Encyclopedia Britannica: global.britannica.com.
8. What is Hypothalamus, Parts of Hypothalamus with Pictures. de Human Brain Facts: humanbrainfacts.org.

Capitulo Ocho

El Coito

En esta zona del cerebro se genera una tren de ordenes para preparar el organismo de manera integral para el coito. Disminuye más en el hombre que en la mujer la actividad cortical y la sensibilidad periférica aumenta, el flujo sanguíneo se concentra en las zonas erógenas, preparando de manera local las áreas específicas involucradas en la tarea sexual capaz de resistir el tiempo y el uso óptimo.

Existe una gran parte de la población humana que jamás han experimentado este nivel de excitación y disfrute de las relaciones sexuales. Usted mismo posiblemente llegue a la conclusión que la pareja para el coito no necesita ser bella, ni tener las piernas bonitas, ni tal o cual edad...de ahora en adelante buscara desesperadamente un afrodisiaco universal escondido como un tesoro, escondido por el Creador en un caverna oscura y estrecha. No hay muchas explicaciones porque en todas las culturas incluyendo las pre históricas, los artistas de todos los tiempos han delineado las caderas, por que atrae la atención lo cerrado de su líneas curvas, la dimensión y su movimiento, pero, esto es solo la señal que en esta zona esta premiada con la esencia de la verdad que esta en el olor y el sabor.

Querido lector, posiblemente nunca en su vida sexual la había experimentado, inclusive esta "virtud" para hombres y mujeres es superior a la que proporcionan los medicamentos que desde hace 30 años se consumen para levantar la capacidad de respuesta sexual. Hasta ahora jamás se ha conocido caso de daño cerebral o infarto por oler el ano de su pareja.

Quizás este secreto lo descubrieron antes que nosotros los leones que mantienen de promedio unas 102 relaciones sexuales en una noche y antes de empezar y al terminar cada relación emplean mucho tiempo olfateando y lamiendo la región anal.

Por supuesto esta conducta de identificar el sexo y nivel de estrógeno es realizada por todos los mamíferos y aves. Siempre he pensado que cuando todos los seres humanos sepan sobre este secreto, las personas ya no se darán la mano, sino se olerán el extremo inferior de la boca para identificarse y no se reconocerán por la cara, sino por el olor. Recordemos nuestros mejores amigos los perros, los caballos, se saludan sencillamente olfateándose los traseros...

La zona erógena por excelencia está localizada en el borde inferior del ano y la porción que apunta al borde inferior de la vagina. Es importante que el hombre mantenga la nariz en la posición ventajosa para recibir las emanaciones de las glándulas apocrinas que están localizadas en todo el borde del ano y en el interior de este formando anillos, trate de respirar profundo como su organismo mismo automáticamente dispondrá la activación del reflejo de suspiro, útil para para adquirir más volumen del aire de la zona anal. Continúe oliendo y saboreando en la zona hasta tanto los movimientos de la cadera de la pareja se hacen cada vez mas fuerte, voltee su pareja suavemente y comience a hacer lo mismo por la cara interna de las rodillas en dirección a la vagina, como también puede morder los bordes externos de los pies que le hará sentir un latigazo en la zona occipital del cerebro como una alarma del tren de excitación, hágalo tan lentamente como pueda.

Lleve ambas manos hasta la vagina y con los dos pulgares apriete con fuerza progresiva las caras internas de la intercepción de los muslos con el pubis, estas prominencias neuro muscular deben ser sometidas a presión por más de un minuto y trate de sentir el olor que despide el canal vaginal y pruebe el sabor del líquido o humedad que hay en el área. Pase su lengua por los labios mayores, después los labios menores, abra la vagina con sus manos o busque el auxilio de su pareja, sople y respire profundo, tratando de identificar el olor típico de la zona, esto no le hará perder tiempo, esto aumenta la resistencia y potencia de su erección.

Observe las reacciones de su pareja y refuerce los movimientos que incrementan la excitación tales como el incremento del volumen de aire que ella respira, el aumento de ancho de la nariz y la boca que no puede estar cerrada. Si la boca esta cerrada, indica claramente que no es un invitado importante por el momento. Extienda la ofensiva a la estimulación de los senos y haga ciertos masajes con el borde de los dedos índice y pulgar sobre el cuello con una presión moderada. Esto estimula varios ganglios y glándulas del área que las mujeres de metabolismo bajo necesitan estimular, esto no debe hacer sentir asfixia, sino solo masaje hacia arriba y hacia abajo en el cuello. Como primera escena espere la orden de penetración, sea verbal o por el estiramiento del brazo para la captura del pene, más o menos violentamente.

Trate de no ser muy entusiasta en la penetración, esperen la solicitud, no necesariamente por escrito, pero si explícitamente.

Usted si utilizo las sugerencias de búsqueda del olor de las apocrinas y vagina, su erección permanece igual después de la primera eyaculación, retire el semen y regrese a la zona de operaciones "v" y estimule otra vez la zona, estimulándolo con unos movimientos rápidos y en todas direcciones de su lengua; este proceso debe ser más rápido cuanto más alejado esté del clítoris y más lento a medida que se vaya acercando a él.

Cuando la mujer ya está muy excitada entonces deber lamer fuertemente con toda su lengua la zona del clítoris y su pareja explotará de placer.

Al mismo tiempo que utilice estas técnicas orales no se olvide de acariciar con sus manos los senos, el vientre y todas las partes del cuerpo que le sean accesibles.

Esta técnica no es universal y cada mujer reaccionará de forma diferente a las caricias y tendrá sus propias preferencias. Nunca pierda la capacidad de evaluar constantemente cómo reacciona, que palabras le gusta oír durante el coito, invitela a que sea explicita en sus requerimientos refuerce los estímulos que más reacciones causan, abre una cuenta de confianza y libertad de expresión, que diga y haga lo que le venga en gana, si se le ocurre decirle cualquier calificativo negativo u ofensivo, apóyela, nunca rechace y haga lo mismo que ella. Esto es una especie de catarsis del inconsciente que le aporta más acercamiento a usted.

No dude pues en preguntar durante el acto y después, que falto o que sobro, que fue oportuno y que fue inapropiado. Ahora ya está condiciones de dar respuestas claras y profundas a cualquier opinión errada de su pareja si le gusta. Lo mas importante es abrazarla fuerte para que se sienta protegida y cercana, trate de ser lo más respetuoso posible. El sexo es una receta que no lleva ácidos, y lo dulce nunca sobra. Sea cada vez más profundo, más directo... en definitiva déjese guiar por las circunstancias para ser más efectivo.

Usted seguramente habrá oído hablar de esta famosa zona erógena femenina llamada punto "G".

Esta zona está situada en el interior de la vagina y su tacto es parecido al de un botón de relieve ligero. Se ubica exactamente en el techo del hueso púbico y es muy fácil de localizar después del orgasmo ya que se convierte en una zona muy sensible y un poquito abultada.

Apoye el dedo suavemente y de una forma compasada sobre el punto "G", modificando el ritmo según el resultado obtenido. Este tipo de caricia requiere de mucho tacto ya que el hombre puede acelerar o ralentizar, aumentar o reducir la presión y con ello hacer variar el grado de excitación de su pareja. Se recomienda que para efectuar este tipo de caricias las manos estén completamente limpias, las uñas bien cortadas y limpias y no estaría de más utilizar un poco de crema o aceite lubricador a fin de hacerlas más suaves si cabe.

La penetración: Momento importante

El hombre debe alternar de forma variada y discontinua las diferentes formas de penetración, es decir, tanto las superficiales como las profundas.
Para empezar nueve penetraciones superficiales y una profunda permitirán a la mujer empezar a sentir cierto grado de placer. Lentamente el hombre se adaptará en función de su pareja y en función de su propio placer cambiando el ángulo de la penetración y el ritmo de las mismas.
Según el Kama-Sutra hay nueve tipos de penetración que un hombre debe consumar a una mujer:
Algunos autores y particularmente quien escribe, ha probado una vieja fórmula o serie numérica conocida como la Serie de Fibonacci, esta serie es la relación numérica que ordena la naturaleza. La cantidad y disposición de la hojas de cualquier árbol, las ramas, la armonía perceptual de cualquier imagen

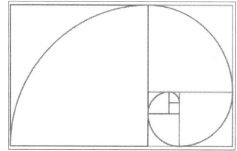 agradable como las pinturas de Miguel Ángel, a la espiral de un caracol, la procreación de una pareja de animales, las proporciones del cuerpo de cualquier animal, etc. Todo está estrictamente ordenado por la Ley de Fibonacci. Esta serie aritmética progresiva sigue el patrón de 1+2=3 pero 2+3=5 asi 3+5=8 ahora 5+8=13. La progresión es 1, 2, 3, 5,6,13 etc..

Ahora bien, si aplicamos Fibonacci a la secuencia de las penetraciones sucesivas hacemos una penetración total, casi sacamos hacemos dos penetraciones, nos detenemos uno o dos segundos, hacemos tres penetraciones seguidas, nos detenemos, hacemos 5 penetraciones sucesivas, nos detenemos, hacemos 8 y casi seguro se dispara un orgasmo sorpresivo, porque estamos utilizando la Ley de la Naturaleza, que el organismo la sabe, pero nosotros no la sabemos, tenemos que descubrirlo. Y al leer este libro, Usted ha entrado por la alfombra roja de su vida sexual.

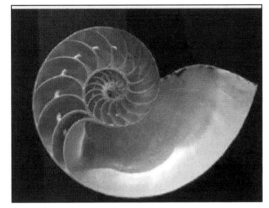

Por ensayo y error civilizaciones pretéritas han llegado a ciertas conclusiones sobre los tipos de penetración y sus efectos, aquí tenemos algunas de ellas.

LA PENETRACIÓN SIMPLE O HACIA ADELANTE. Ambos órganos genitales se hallan opuestos el uno al otro y se produce la penetración. Este tipo solo es posible entre asiáticos y mujeres caucásicas de cadera de mínima lordosis con hombres blancos o asiáticos.

LA FRICCIÓN. El pene cogido por la mano por el hombre o la mujer hace martillarse con el glande dentro de la vagina o fuera de la vagina, acentuando la fricción en la zona de los labios vaginales.

LA HORADACIÓN. La vagina está hacia abajo y el pene golpea y roza fuertemente la parte superior de ésta.

FRICCIÓN. En la misma situación el pene frota contra la parte inferior de la vagina.

PRESIÓN. El pene presiona la vagina durante un largo intervalo de tiempo.

GOLPE. El pene sale de la vagina y entra bruscamente golpeando fuertemente el fondo. La salida proporciona más vigor al pene y retrasa el espasmo en el hombre, mientras acelera el de la mujer.

Golpear a derecha e izquierda dentro de la vagina como el guerrero que intenta dispersar los sables de sus enemigos.

Alternar rápidamente penetraciones profundas y superficiales

como una gaviota picoteando los granos de arroz en un mortero. Encadenar de una forma regular penetraciones profundas y superficiales como si de grandes piedras hundiéndose en el mar se tratara.
Penetrar la vagina lentamente como la serpiente se desliza dentro de su guarida para hibernar.
Proporcionar pequeños golpes rápidos dentro de la vagina como cuando una rata asustada se introduce en su guarida. Sacar lentamente el pene y después penetrar la vagina como el águila al atrapar una presa en plena huida. Penetrar la vagina procurando rozar la parte superior con el prepucio como un velero cortando el viento.
Estas maniobras son posibles o no dependiendo de las condiciones física de la pareja, como la edad y la capacidad de movimiento de la pelvis.

Las dificultades se pueden vencer buscando la posición adecuada en función del Angulo de la cadera de la mujer y la posición de la implantación del pene del hombre de acuerdo s a su raza. Existe una herramienta útil sobre todo cuando el factor edad o mujeres muy secas en el canal vaginal pues se impone utilizar lubricantes.

Existen una serie de ejercicios que permiten mantener en forma los músculos prioritarios para llevar a cabo el acto sexual. Tener el control sobre ellos y el cuerpo en general es ideal, pero más aun lo es cuando se usan al mismo tiempo herramientas como la relajación y la imaginación.

Desligarse de las situaciones cotidianas es necesario para darle paso al fortalecimiento mental mediante los sueños, la fantasía y la creación de escenarios que deberás compartir con tu pareja.
A continuación se explican cinco grupos de músculos que posee el cuerpo, los cuales afectan mayormente el placer sexual:

1.- Músculos de apoyo uterino:
Contraer el músculo que sostiene el útero puede mejorar el orgasmo.

Si puedes tener el control de ello, serás capaz de levantar el útero durante el sexo, exponiendo el final de la vagina al frotamiento del pene. Esta es un área muy sensitiva para la mujer; cuando es estimulada, reporta un orgasmo casi instantáneo.

Para localizar los músculos de soporte, colócate en posición de bicicleta, con las caderas medianamente levantadas del piso, con el fin de que
el útero se adhiera a la pared vaginal. Cuando retomes la posición normal, deberás sentir cómo el aire sale de la vagina; si esto no ocurre la primera vez, vuelve a intentarlo. Si lo consigues, aislarás los músculos. Entonces contráelos y relájalos diez veces seguidas, en un momento del día, mientras estás acostada en la cama.

2.- El diafragma:

Respirar adecuadamente es esencial para la excitación; de hecho, puede ser difícil alcanzar este punto si retienes la respiración, cosa que generalmente hacemos de manera inconsciente durante el acto. Si estás teniendo problemas con el clímax, trata de cambiar tus hábitos de respiración.

Expandir el diafragma aspirando fuertemente es una manera de fortalecerlo. Tiéndete sobre la espalda, con una mano en el abdomen; lentamente aspira y exhala. Tu mano sobre el estómago debe levantarse y caer al mismo tiempo que la respiración.

Aspira exageradamente dos o tres veces, luego respira normalmente por pocos minutos. Repite este proceso.
Otro ejercicio consiste en soplar, sintiendo como el diafragma se contrae. Comienza con tres repeticiones, gradualmente aumentándolo a diez. Durante el sexo, mientras te preparas para el clímax, empuja el aire hacia afuera. Funciona para ambos sexos.

3.- Músculos del área pélvica:

Tonificar y apretar los músculos inferiores de la espalda, así como los glúteos, puede ayudarte a conseguir una mejor posición para que tu pelvis alcance el máximo placer. Durante el acto, empuja hacia abajo con los músculos inferiores de la espalda para atraer la pared frontal de la vagina con el fin de que se encuentre con el pene.

Acuéstate con las piernas dobladas y apoyando bien los hombros sobre el suelo. Mece suavemente la pelvis hacia arriba y hacia abajo, al ritmo de tu respiración. Los glúteos deben ser los únicos que se levanten del piso. Repítelo 20 veces, a diferentes velocidades. Finalmente relaja la pelvis.

4.- Músculos de los cuádriceps:
El fortalecimiento de los músculos de los muslos es importantes, sobre todo cuando la mujer está arriba. Además, esta es la mejor posición para estimular el punto G y otras áreas sensitivas de la vagina.

Las sentadillas son lo mejor para conseguir fuerza en las piernas. Párate de espaldas a una distancia de medio metro de la pared; reclínate hasta que tu torso la toque y baja lentamente, doblando las rodillas. Mantente por 30 segundos en esa posición, estira las rodillas nuevamente y repite el ejercicio 20 veces diarias.

5.- Músculo del Pubeo Coccígeo
Este triple grupo de músculos se distribuye como una suerte de hamaca a través de toda la espina dorsal, envolviendo la vagina y el ano. Ellos son los que se encargan de detener el flujo de la orina. Ciertas investigaciones han demostrado que existen relaciones entre su fuerza y el orgasmo.
  Mientras más desarrollados, mejor el clímax. Durante el momento de plenitud estos músculos se contraen. El adiestramiento clásico se conoce como el ejercicio de Kegel. Acuéstate con las rodillas dobladas y los pies apoyados sobre el piso. Suavemente mueve los músculos, como cuando estás tratando de retener la orina. Mantenlos firmes mientras cuentas hasta tres, y luego relájate lentamente. Repítelo diez veces, tratando de hacerlo en dos ocasiones durante el día.

Capitulo Nueve
La "Química, Física y Matemática" del SEXO

Muchos, por no decir todos, hablan de química, pero resulta difícil definir con sólo palabras este término que, por tendencia, produce cosquillas en el estómago y aceleramiento del corazón. Son diversos los estudios, en distintas ramas, que han tratado de explicar esta sensación que se genera tanto en hombres como mujeres de manera repentina. Algunos científicos la catalogan como predisposición biológica; los psicólogos formulan la teoría de un "mapa del amor"; mientras otros se inclinan por expresarla como un proceso en el que las feromonas actúan como protagonistas para desatar el amor "a primera vista".
Todos ellos entre muchos otros intentos por clarificarla. Lo importante e
interesante es que esa "química" la sentimos todos los seres humanos en algún
momento de nuestra vida. Es un sentimiento que se despierta sin ningún tipo de explicación; su duración es impredecible, pueden ser sólo minutos, pueden ser años. Es algo fuera de control.

Sexo y cultura
Las actitudes masculinas y femeninas frente al sexo son diferentes por naturaleza. La tendencia de los primeros es más libre, mientras que a las mujeres les cuesta un poco más desarrollarlo.

No se sabe qué o cuales son los factores que determinan el crecimiento sexual en las personas, pero definitivamente hay quienes se encuentran mejor preparados para él que otros.

En entorno cultural (crianza, edad, religión, sociedad) puede ejercer un rol importante, pero los investigadores en la materia señalan que no se ha logrado una conexión exacta entre ambos. Podrían ser otros, entonces, los factores que afecten este tipo de comportamiento.

A PLENO SOL …..Como le gusta hacer el amor, con las luces encendidas, apagadas, o a medias? Cualquiera sea la selección, siempre habrá una explicación más allá de un porque sí. En general, son las mujeres quienes deciden la intensidad de la iluminación al momento del sexo. Las que se inclinan por hacerlo en total oscuridad es porque, en general, quieren convertirse en aliadas de ésta para ocultar los desperfectos de su figura. Cuando se selecciona la penumbra, lo que se desea crear un ambiente mucho más propicio para el romance; las velas son ideales para ello. Pero cuando una pareja se siente realmente cómoda, tanto con sus cuerpos como mutuamente, el acto sexual se vuelve más gratificante si los destellos de luz son al cien por ciento. Ver, TOCAR y sentir se conjugan perfectamente en un escenario iluminado

Estimulo de ciertas esencias naturales de acuerdo al acervo cultural:

Se considera que los aminoácidos son esenciales para la vida y una de ellos ha demostrado con resultados evidentes en la estimulación de la corriente sanguínea y la fuerza muscular en general es la L-Arginina un aminoácido, que no tiene contraindicaciones por ser una sustancia biológica esencial para la vida

Canela. Además de poseer propiedades afrodisíacas universalmente conocidas, la canela tiene propiedades antisépticas y facilitan la digestión. Se utiliza la corteza cocida (pues se encuentra

generalmente en polvo), haciendo hervir 15g de canela por cada litro de agua.

Apio. El apio contiene comarina, substancia afrodisíaca. El apio se puede comer crudo, o en la sopa.

Sesos

Todos los platos a base de sesos pueden ser considerados como afrodisíacos, ya que contienen un conocido afrodisíaco, el fósforo.

Coriándano

Es una planta conocida por sus cualidades afrodisíacas; se utiliza en infusiones de 25 g en grano por un litro de agua o se bebe el licor vasco llamado "Izarra".

Caracoles

En general a la mayoría de los moluscos y crustáceos se les atribuyen cualidades afrodisíacas.

Alholva

La parte que se utiliza es el grano, el cual se martilla o muele hasta el polvo. Se hervirán 2 cucharadas de semillas tostadas de alholva por una taza de agua. También se puede añadir miel al gusto.

Ginseng

Potente afrodisíaco y estimulante para todo el cuerpo. Se utiliza la raíz. Se encuentra en los comercios en forma de comprimidos, polvo, tintura etc...

Clavo

Además de poseer cualidades afrodisíacas también tiene propiedades antisépticas.

Hoang-nan

Tóxico en grandes cantidades, es un potente afrodisíaco. Generalmente se vende en forma de saquitos de 0.05g.Kola

Es un estimulante del sistema nervioso, pero sus cualidades afrodisíacas no han sido demostradas.

Menta sazonada La menta sazonada con pimienta tiene una doble acción; por un lado es un calmante del sistema nervioso y por otro un excitador de los órganos genitales.

Nuez moscada

Espolvoree un poco de nuez moscada en sus zumos y cócteles favoritos. Ayuda a retrasar la eyaculación.

Nuoc-mam

Exótico condimento conocido por sus excepcionales virtudes afrodisíacas.

Huevos. Todas las clases de huevos tienen reputación de poseer propiedades afrodisíacas como los de kawama, carey y codorniz japonesa.

Romero Conocido afrodisíaco, es también un fortificador del corazón, sobre todo en casos de debilidad y palpitaciones cardiacas. Se toma en infusiones de 30g. de romero por cada litro de agua.

Tomillo Es un excelente estimulante psíquico en general. En infusión:

15g por 1 litro de agua.

Ylang-Ylang Es la esencia de una planta utilizada en perfumería. Es un perfume afrodisíaco.

Otros Testículos cocinados, almizcle, leche de cabra, caviar, salmón crudo, champiñones, azafrán, sésamo, pistachos, regaliz, cangrejos de río, piñones, jengibre, ostras, miel, cebolla...

Hierbas tonificantes

Compuestos de herbolario a base de ginseng, jalea real, guaraná, albahaca,
ginkobiloba, eleuterococo, Damiana, propóleo, polen...

Capitulo Diez

Diferentes enfoques científicos del sexo

Existen para los antropólogos, tres grupos diferentes de seres humanos que habitan en el planeta Tierra, los mongoloides, los negroides y los caucásicos, cada uno presenta diferencias en cuanto a la textura de la piel, color, estatura, color de los pelajes, proporciones corporales, color de los ojos, fuerza muscular, peso específico de sus huesos, densidad ósea, grueso de los huesos, características bien diferentes en cuanto a grupos sanguíneos, posición de los huesos, tamaño y muchas peculiaridades en cuanto a la fisiología de todos los sistemas funcionales, son tantas las diferencias, que un resto de hueso, cualquiera que este sea, físicamente nos puede decir que perteneció a un individuo que tenía tal o más cual edad, tal o cual raza y era masculino o femenino…

Este fenómeno conocido por dimorfismo, ha sido objeto de mucha controversia, sobre todo cuando las personas de un grupo se atribuyen peculiaridades psicológicas o fisiológicas superiores a otro, aunque esto científicamente casi siempre es cierto, que efectivamente tenemos grandes diferencias, estas diferencias o deficiencias de unas contra otra en comparación se compensan y debemos sobre todo tener en cuanta, que las razas se desarrollaron en ambientes geológicos, climáticos y ambientales bien diferentes, y cada una se adaptó a un ambiente y desarrollo características para sobrevivir en el ambiente que le tocó vivir.

Los ojos claros son típicos de las altas latitudes donde la intensidad de la luz es menor, los ojos oscuros son mas eficientes donde hay mayor intensidad de iluminación, así mismo el color de la piel, el tamaño de la bula timpánica, que permite mayor equilibrio donde es necesario caminar sobre ramas o troncos, el propio cerebelo es mayor y tiene mas relación con las estructuras del sistema del oído medio que tiene relación con el oído medio, estas personas tienen más habilidad para las danzas y la coordinación neuromuscular ajustado a un sonido, como son las danzas rituales de los africanos, etc.

Nuestro Creador Supremo fue muy sabio y preparo cada raza para reproducirse entre si, cada una tiene sus órganos reproductores física y bioquímicamente semejantes para una total correspondencia entre hembra y macho de cada raza:

Detengamos en el hueso conocido por cadera donde se aloja el aparato genitor reproductor: los asiáticos lo tienen plano, los caucásicos lo tienen con una inclinación inferior a 15 grados y los negroides alcanza mas de 30 grados de inclinación, este ángulo de inserción determina la posición del canal vaginal que las asiáticas lo tienen alto y muy corto, las caucásicos en posición media y los negroides profundo y casi el canal vaginal está directamente hacia abajo, esto trae como correspondencia que los penes de los asiáticos son muy cortos ya que las hembras tienen el canal vaginal con acceso casi directo al frente: los negroides del macho tienen su órgano dentro de los muslos por la posición de la cadera y sus hembra lo tienen completamente inclinado por lo cual el acceso es más difícil y casi no puede ser frontal.

Esta peculiaridad antropométrica nos explica la diferencia entre las razas, sin lugar a dudas.

Externamente, hay muchos dimorfismos sexuales en el cuerpo, otro de ellos después de las caderas, es el pecho, la mitad inferior de la cara y el área entre la cintura y las rodillas. [24][25][26] El metabolismo basal es alrededor del 6 por ciento mayor en los varones adolescentes que mujeres y aumentos de alrededor del 10 por ciento más alto después de la pubertad. Las mujeres tienden a convertir más alimentos en grasa, mientras que los hombres conversión más en músculo y bienes fungibles que circulan energía de reserva. Las hembras (en promedio) son tan fuerte como los hombres en la parte superior del cuerpo alrededor del 52% y alrededor del 66 por ciento tan fuerte en la parte inferior.

Machos, tienen en promedio, ligamentos, tendones y huesos más fuertes, más densas. Los hombres disipan el calor más rápido que las mujeres a través de sus glándulas sudoríparas. [cita requerida] Las hembras tienen un mayor aislamiento y energía reserva almacenado en grasa subcutánea, absorbiendo el calor exotérmica menos y retener calor endotérmica en mayor medida.[cita requerida] Los hombres suelen tener mayores tráqueas y ramificación de bronquios, con alrededor del 30 por ciento mayor volumen pulmonar por... Algunos biólogos teorizan que el grado de una especie de dimorfismo sexual es inversamente proporcional al grado de inversión paterna en la crianza de los hijos. Especie con el mayor dimorfismo sexual, como el faisán, tiende a ser aquellas especies en las que el cuidado y la crianza de los hijos se realiza sólo por la madre, con la no participación del padre (bajo grado de inversión paterna) [cita requerida].Un debate considerable en la literatura refiere a potenciales ventajas evolutivas asociados con competencia sexual (intersexual y intersexual) y estrategias sexuales a corto y largo plazo.[34] De acuerdo a Daly y Wilson, "hombres y mujeres difieren más seres humanos que en los mamíferos monógamos, pero mucho menos que en mamíferos extremadamente polígamos."[35] Una explicación propuesta es que la sexualidad humana ha desarrollado más en común con su pariente cercano el bonobo, que tienen similar dimorfismo sexual y que son polygynandrous y utilizar sexo recreativo para reforzar los vínculos sociales y reducir la agresión.[36]

En el cerebro humano, una diferencia entre sexos se observó en la transcripción del par de genes PCDH11X/Y única al Homo sapiens.[37] La relación entre las diferencias de sexo en el cerebro y el comportamiento humano es un tema de controversia en la psicología y la sociedad en general.[38][39] Las mujeres en promedio tienen un mayor porcentaje de materia gris en comparación con los hombres.[40][41] Sin embargo, los hombres tienen cerebros más grandes en promedio que las mujeres, y ajustados a volumen cerebral total las materia gris de diferencias entre los sexos es pequeña o inexistente.

Así, el porcentaje de materia gris parece ser más afines al tamaño del cerebro que de género.

Richard D. Alexander, curador emérito de insectos en el Museo de Zoología de la Universidad de Michigan, en 1979, dijo que hay una diferencia en el grado de dimorfismo sexual en estatura a través de razas.[45] En términos de estatura, dice Alejandro (1979) nativos americanos son el dimorfismo sexual más seguidos de los asiáticos y split, seguidos por los africanos y los ciudadanos de Nueva Guinea que muestran la mayoría similitud de estatura entre los sexos.[45] Ashley Montagu, quien enseña antropología en la Universidad de Princeton, dijo que "la hembra, como en casi todos los otros rasgos, es más pleomórfica (capacidad de retener las características juveniles por mas tiempo) que el macho, y en algunos grupos, como los mongoloides, diferencia sexual es incluso más marcada de lo que es entre negroide y caucasianos . "Las mujeres mongoloides en consecuencia tienden a ser más pedomorficas que las mujeres de otros grupos".[46]

La Quimica del hombre y la mujer

Química del semen:
Atendiendo exclusivamente a los componentes químicos, la composición del semen humano viene dado por la siguiente tabla:
Fosfatasa Ácida... Kind & King... 1000.0-2500.0 uKA/ml
Commented [EP2]:
Ácido cítrico... Chamben. mod... 310.0-620.0 mg/100 ml
Fructosa... Roe. mod... 180.0-400.0 mg/100 ml Ácidos grasos combin... 5.0-15.0% de la materia seca Ácidos grasos libres... 5.0-13.0% de la materia seca Ácidos orgánicos totales... 14.0-18.0% " " "
Amoníaco...0 - 4.5
Lípidos neutros.. . 1.0 - 5.0%
Materia seca Lípidos totales........................ . 10.0 - 25.0%

Materia seca 5 g/24h
Nitrógeno total......................1.0 - 2.0 g/24 h
Tripsina......................++ a++++
Urobilinógeno................................ 40.0-200.0 mg/24h
(30.0-280.0 U Ebdich/24 h)
Proteínas-----------------------1.58 a 1.80 mg/100 ml
Aminoácidos... 31-56 mEq/litro
Cloruros... 230-280 mEq/100 ml
Glucosa... 380-610 mg/100 ml
Fósforo inorgánico... 40-50 mg/100 ml
Fósforo total...(ácido soluble)... 95 mg/100 ml
Fósforo - espermina - ... 13 - 30 mg/100 ml
Colesterol... 80 mg/100 ml
Ácido láctico... 36 - 51 mg/100 ml
CO_2.........................41 a 60 vol. por 100 ml
Fosfatasa ácida... 540 a 4000 U.K.A.
Fosfatasa alcalina... 0.1 1 U. King-Armstrong
Hialuronidasa... 100 U. por 100 ml
Además contiene: fosforilcolina,, ergotina, ác. Ascórbico,
espermina, ácido cítrico, fibrinolisina. El sistema Tampón o
Buffer es constituido por fosfato/bicarbonato

Como puedes ver en esta lista de un análisis químico del
semen existen infinidad de nutrientes que ayudan mejorar la
salud, por ejemplo, la hidratación de la piel y el cabello,
la regularización de la menstruación y la ovulación, balance
de los minerales del cuerpo, fuerza o energía muscular,
componentes que estimulan la producción de hormonas. El
peligro de la ingestión es neutralizado si su pareja es sana
y libre de infecciones en el tracto genitourinario o algún
virus.

Los fluidos vaginales:
En la Universidad St. Austin de Carolina del Norte, USA
comprobaron que ingerir fluidos femeninos, es una conducta
natural porque trae beneficios porque sus componentes
químicos ejercen funciones positivas al organismo por las
diversas proteínas necesarias para el balance del organismo.

Al ser extraídos del cuerpo humano por la succión oral del macho, se adquieren vitaminas y proteínas y minerales como Sodio, C1, C2, C4 , VC, y otras vitaminas importantes.
Los científicos llegaron a la conclusión que el flujo vaginal causa mejores efectos positivos al ser consumido por la pareja natural tal y como el Creador nos diseñó, hombre-mujer, la ingestión por otra mujer no ofrece resultados positivos, lo cual conforma la teoría de la Cama Fría, la cual enuncia que el sexo del mismo género solo es imaginativo, bioquímicamente no ofrece ningún tipo de respuesta fisiológica porque no existe intercambio de complementos, también lo confirma la teoría de intercambio equivalente propuesta en el año 2009 por el Científico John D. Moore.

Ventajas del flujo vaginal al ser consumido por el varón:

Mejora la textura de la piel.
Estimula las cargas eléctricas entre las células
Hace vaciar el líquido seminal en la próstata.
Sirve para la digestión de los alimentos.
Mejora el peristaltismo
Fortifica los dientes y los huesos por sus altos valores de calcio.
Mejora la funcionalidad de los riñones
Aporte del Complejo B
Estimulación general del sistema hipotalámico para la respuesta eréctil

REF:

https://www.todoexpertos.com/categorias/ciencias-eingenieria/quimica/respuestas/506206/composicion-del-semen

https://www.todoexpertos.com/categorias/ciencias-eingenieria/quimica/respuestas/506206/composicion-del-semen
http://hombre.perfil.com/beneficios-saludables-del-flujo-vaginal-13157-201703-29

La Matemática del Sexo
La penetración: Ritmo y la Formula de Fibonacci

El hombre debe alternar de forma variada y discontinua las diferentes formas de penetración, es decir, tanto las superficiales como las profundas.
Para empezar nueve penetraciones superficiales y una profunda permitirán a la mujer empezar a sentir cierto grado de placer. Lentamente el hombre se adaptará en función de su pareja y en función de su propio placer cambiando el ángulo de la penetración y el ritmo de las mismas.
Según el Kama-Sutra hay nueve tipos de penetración que un hombre debe consumar a una mujer:

Algunos autores y particularmente quien escribe, ha probado una vieja fórmula o serie numérica conocida como la Serie de Fibonacci, esta serie es la relación numérica que ordena la naturaleza. La cantidad y disposición de la hojas de cualquier árbol, las ramas, la armonía perceptual de cualquier imagen

La percepción agradable de las pinturas de Miguel Ángel, o la espiral de un caracol, la procreación de una pareja de animales, las proporciones del cuerpo de cualquier animal, etc. Todo está estrictamente ordenado por la Ley de Fibonacci. Esta serie aritmética progresiva sigue el patrón de 1+2=3 pero 2+3=5 así 3+5=8 ahora 5+8=13.

Ahora bien, si aplicamos Fibonacci a la secuencia de las penetraciones sucesivas hacemos una penetración total, casi sacamos hacemos dos penetraciones, nos detenemos uno o dos segundos, hacemos tres penetraciones seguidas, nos detenemos, hacemos 5 penetraciones sucesivas, nos detenemos, hacemos 8 y casi seguro se dispara un orgasmo sorpresivo, porque estamos utilizando la Ley de la Naturaleza, que el organismo la sabe, pero nosotros no la sabemos, tenemos que descubrirlo. Y al leer este libro, Usted ha entrado por la alfombra roja de su vida sexual.

La penetración: Ritmo y la Formula de Fibonacci
El hombre debe alternar de forma variada y discontinua las diferentes formas de penetración, es decir, tanto las superficiales como las profundas.

Para empezar nueve penetraciones superficiales y una profunda permitirán a la mujer empezar a sentir cierto grado de placer. Lentamente el hombre se adaptará en función de su pareja y en función de su propio placer cambiando el ángulo de la penetración y el ritmo de las mismas.
Según el Kama-Sutra hay nueve tipos de penetración que un hombre debe consumar a una mujer:

Algunos autores y particularmente quien escribe, ha probado una vieja fórmula o serie numérica conocida como la Serie de Fibonacci, esta serie es la relación numérica que ordena la naturaleza. La cantidad y disposición de la hojas de cualquier árbol, las ramas, la armonía perceptual de cualquier imagen agradable como las pinturas de Miguel Ángel, a la espiral de un caracol, la procreación de una pareja de animales, las proporciones del cuerpo de cualquier animal, etc. Todo está estrictamente ordenado por la Ley de Fibonacci. Esta serie aritmética progresiva sigue el patrón de 1+2=3 pero 2+3=5 así 3+5=8 ahora 5+8=13.
Ahora bien, si aplicamos Fibonacci a la secuencia de las penetraciones sucesivas hacemos una penetración total, casi sacamos hacemos dos penetraciones, nos detenemos uno o dos segundos, hacemos tres penetraciones seguidas, nos detenemos, hacemos 5 penetraciones sucesivas, nos detenemos, hacemos 8 y casi seguro se dispara un orgasmo sorpresivo, porque estamos utilizando la Ley de la Naturaleza, que el organismo la sabe, pero nosotros no la sabemos, tenemos que aprenderla.

Capítulo Once
Masaje Erótico de Prida
Nueva forma de provocar un multi orgasmo de minutos de intenso placer.

Septiembre 20,2011

 Nace este método del análisis de los arcos nerviosos que intervienen en el acto del orgasmo cuando en 1985 profundizaba en los componentes psico-fisio del orgasmo, junto con otros especialistas de las Neuro Ciencias. Subjetivamente el orgasmo es una respuesta de placer, quizás para que estemos siempre dispuestos a repetirlo, pues esto es la base de la reproducción, recordemos que sin reproducción no existiría ningún ente biológico. Sin embargo, el orgasmo como función fisiológica o mecánica no es más que un movimiento que hace la función mecánica de succión del semen masculino durante el coito, así el hombre hace lo contrario, pues el líquido es expulsado en forma de emisiones o disparos.

 Beneficios del orgasmo:
No es muy difícil deducir los beneficios que puede traer para la salud física y psicológica de la mujer. Muchas investigaciones en todos los continentes parecen coincidir en varios puntos.

1.-Como elemento lógico por la evidente participación del flujo del torrente sanguíneo en el aparato reproductor que de lo contrario o en su estado pasivo tiene muy poco movimiento en la corriente sanguínea, lo cual ayuda a mantener los tejidos oxigenados y saludables.

2.-De hecho, la copula es un ejercicio muscular aeróbico porque hace consumir oxígeno y la actividad cardio-respiratoria sale del estado de trabajo en reposo llegando en algunos casos a nivel de supra máximo con latidos superiores a los 127 por minutos, entonces se sabe que cada orgasmo consume unas 46 kilocalorías.

3.-La sensación de placer son efectos directos provocados por las hormonas que se liberan dentro del organismo como la dopamina, endorfinas y la oxitocina.

4.-En general el consumo de energía y la liberación de endorfina inducen a una relajación muscular que facilita el sueño profundo y reparador.

5.-La sensación de bienestar hace disminuir ciertos dolores como la migraña, dolores musculares, mejora el estado de las articulaciones y las contracciones menstruales.

6.-Los orgasmos rejuvenece la piel porque la hormona DHEA (dehidroepiandrosterona) vigoriza el tejido en general y en especial de la cara por lo que hace cambiar la textura y el color, mejorando la apariencia personal de manera significativa.

7.-Aumenta la autoestima porque independiente a la inconformidad que pueda tener cada sujeto su estructura corporal, el orgasmo hace prevalecer el sentimiento que es capaz de hacerlo funcionar y provocar un inmenso placer. Al aumentar la auto estima disminuye en un alto grado la incapacidad de controlar los impulsos, la ansiedad vivenciada y otros factores que siembran frustración e inseguridad en la personalidad.

Como resumen si un orgasmo de 30 o 40 segundos como han sido los regulares que hasta ahora han experimentado las mujeres, aportaba estas ventajas y ahora con este nuevo método pudiéramos alcanzar 20 minutos, estaríamos multiplicando por 40 el monto de las ventajas que puede aportar un orgasmo, además del placer intenso.

Ref: http://www.biobiochile.cl/2013/07/08/9-beneficios-del-orgasmofemenino.shtml

Teniendo en cuenta que las ventajas de los orgasmos frecuentes traen resultados positivos y podemos utilizar este método además porque es un método, inocuo, económico, no toxico de hacer que estos orgasmos sean más prolongados e intensos, estamos frente a una herramienta que

potencialmente multiplica el impacto que pueden tener estos en la vida de una mujer.

Siguiendo exactamente las instrucciones que abajo aparecen en menos de 15 minutos se pueden obtener escandalosos orgasmos

con resultados variables en cuanto a las diferencias
interpersonales y la calidad de la técnica empleada, de todas
maneras, si la primera vez no se alcanza sería muy oportuno
insistir hasta alcanzar el resultado esperado. Recuerde
mantenga en secreto el resultado que sorpresivamente llegara
el inolvidable orgasmo. Es recomendable tenerlo escrito para
no perder el orden y las repeticiones de cada movimiento, por
anos los años de trabajo para conseguir un método, le
recomiendo tratar de hacerlo lo más exacto posible, aunque
también es cierto que siempre va obtener buenos resultados,
aunque la primera vez no regale un orgasmo de 22 minutos
seguido de intenso placer.

Instrucciones para aplicar el masaje:

La mujer en posición decúbito hacer un masaje exploratorio,
quiere decir pasar la mano suavemente desde el cuello a los
pies, la actitud del hombre es pasar la mano, de manera
ligera como si buscara algo que pudiera existir debajo de la
piel, es recomendable utilizar una sustancia oleaginosa
neutral para disminuir la fricción de la mano. En el cuello y
sobre el trapecio hacer énfasis.
Doblar el brazo derecho sobre la espalda, localizar la
escapula, explorar los bordes con los cuatro dedos y después
pasar a aplicar un poco de fricción en el borde medial de la
escapula.
Doblar el brazo izquierdo sobre la espalda, localizar la
escapula, explorar los bordes con los cuatro dedos y después
pasar a aplicar un poco de fricción en el borde medial de la
escapula.
Parado frente a la cabeza, utilizar ambas manos deslizándose
a cada lado de la columna vertebral hasta la cadera,
repetirlo cuatro veces en pases largos y continuos,
utilizando el dedo pulgar friccionando la propia columna
vertebral.
Con ambas manos en dirección contraria, ubicar los pulgares
en el punto medio del glúteo, haciendo fuerte presión de una
nalga contra la otra, siempre utilizando el dedo pulgar.
129

Abrir ambas piernas y comenzar un masaje progresivo de fricción con ambas manos comenzando desde la cara interna hacia arriba, repetirlo hasta 5 veces.

Localizar el nervio ciático en ambas extremidades donde sale de la cadera hacia el muslo y apretarlo fuertemente produciendo cierto dolor puntual durante 30 segundos, a la vez en ambas extremidades.

Masaje exploratorio en ambos pies y con el dedo pulgar ubicar la línea media que provoca doblar los dedos sobre la planta del pie y apretando el pie y buscar la línea longitudinal que se produce, entonces en la intercepción de las líneas, aplicar masaje de presión con movimiento circular del dedo pulgar durante tres minutos, masaje de fricción en toda la planta y morder el borde externo del pie suavemente desde de los dedos hasta el calcañal cada pie tres veces.

La mujer en posición supina pase los dedos desde el maxilar inferior hasta la cabeza, suavemente cuatro veces, con la unas invertidas haga masajes fricción en el cuero cabelludo 10 veces y después tome el pelo de ambos lados de la cabeza (parietal derecho e izquierdo) y hale el pelo suavemente.

Pasar el dedo índice desde la barbilla hasta el ombligo suavemente, cinco veces.

Haga un masaje exploratorio sobre toda la zona pectoral incluyendo los senos, esternón y costillas, tratando de que sea bilateral; explore los bordes de las costillas desde el esternón hasta alcanzar ambos lados de la vagina o el intertrigo, utilice en este masaje ambas manos entrelazadas hasta terminal en ambos lados de la vagina. Repetirlo tres veces.

Aplique un masaje exploratorio y fricción desde el hombro a la mano, por ambas caras de ambos brazos, tome cada dedo de la mano y fricciónelo, así como también ejerza cierto estiramiento de cada uno de ellos.

Aplicar masaje de fricción desde el esternón pasando por los lados de la cadera hasta la rodilla.

Pararse en la cabecera y aplicar ambos dedos índice y medio en la fosa que se forma en la intercepción de los músculos

deltoides y pectoral durante 15 segundos produciendo cierta sensación de dolor. Durante esta maniobra,
solicitar detener la respiración durante 30 segundos y después respiración profunda básicamente abdominal.

Masaje en el área sub subclavia del centro al exterior (tres veces) con el dedo índice

Toma en sus manos la base de los senos suavemente y tratando a la vez de contactar el musculo que está debajo, el pectoral, en movimientos circulares o de rodeo del seno progresivamente 4 veces.

Tomar el seno de abajo hacia arriba hasta la altura de la areola de manera sensitiva y con la base de la mano contactar el musculo pectoral en forma exploratoria y fricción.

Pase la mano por el borde de la jaula torácica desde el esternón hasta donde ya no pueda tocar las costillas en ambos lados del costillar, derecho e izquierdo.

Con las manos entrelazadas haga un masaje circular exploratorio sobre el abdomen en forma espiral a favor de las manecillas del reloj, terminando en el borde superior del pubis, donde comienza un masaje exploratorio siguiendo todo el arco con todos los dedos de izquierda a derecha progresivamente, esto es sobre el borde donde comienzan los bellos del pubis o Monte de Venus.

Abrir las piernas lo suficiente para pasar ambas manos por los bordes externos de la vagina, bien aceitada 3 o 4 veces.

Aplique masaje de fricción desde el esternón hasta el pubis, presionando ligeramente el abdomen bajo tratando de estimular el útero, desde el abdomen hasta el periné.

Masaje de fricción partiendo desde el pubis hasta la cara externa del muslo y después terminando en la cara interna del muslo, regresando al punto de partida, la cual se presiona progresivamente.

Tome posición al lado de la cadera y trate de abrir ligeramente las piernas y las rodillas dobladas.

Explorar los labios mayores y menores de la vagina desde arriba hasta abajo tres veces, pasar los dedos índices por los canales adyacentes al clítoris cinco veces, ejerciendo

cierta presión por ambos lados del clítoris y utilizando
aceite.
Tome los labios mayores entre sus dedos índice y pulgar y
trate halarlos suavemente hacia arriba y siguiendo todo el
borde, repítalo 3 veces, hacer los mismos movimientos con los
labios menores si los hay.

Apoye su mano derecha de manera firme sobre el Monte de Venus
o pubis e introduzca suavemente los dedos del medio y anular
dentro del canal vaginal y trate de alcanzar con los dedos el
techo y comience hacer movimientos explosivos de arriba y
abajo , hacerlo 10 veces seguidos y descansar durante 30
segundo, continúe este ciclo de movimientos tratando de
mantener el ritmo que impone el orgasmo que comienza y que
puede debe durar hasta 22 minutos de continua sensación de
orgasmo profundo durante mucho tiempo. Si simultáneamente,
siente la necesidad de orinar, no la detenga, no contraiga el
esfínter de la orina, todo lo contrario, trate de expulsar el
"supuesto" orine con fuerza, esto no es mas que una
eyaculación de una glándula que existe sobre el orificio de
la micción, si antes no había tenido esta experiencia es muy
probable que de ahora en adelante la tendrá, para agregarle
mas sensación de placer al orgasmo. Esta sustancia es blanca
y opaca y su textura es semejante al semen masculino. La
cantidad y la forma de entrega pueden ser variables, desde un
chorro en forma de disparo hasta un goteo escaso.
Después de cierto descanso, administre un vaso de agua
ionizada para restablecer el sodio y el potasio consumidos y
restablecer rápidamente la fuerza física

Made in the USA
Columbia, SC
21 October 2022

69821496R00083